誰でもかんたん
カーボカウント

小野百合 編著
小野百合内科クリニック院長

中外医学社

〈執筆者一覧〉

小野百合（小野百合内科クリニック 院長／糖尿病専門医）
佐久間未季（小野百合内科クリニック／管理栄養士）
阿部敬子（小野百合内科クリニック／管理栄養士）
田中洋子（小野百合内科クリニック／管理栄養士）
鈴木育子（小野百合内科クリニック／管理栄養士）
鴨嶋ひかる（小野百合内科クリニック／糖尿病専門医）

はじめに

　現在、インスリン療法の進歩に伴い、カーボカウントが広がってきています。しかし、実際にカーボカウントを行おうと思っても食品の炭水化物量の見積もりは予想以上に困難で、挫折せざるを得ない場合も多くあります。

　当院でも、いろいろな方法を試みました。しかし、カーボカウントの指導において日々の食事を細かく覚えて計算することは患者さんに多大な負担をかけざるを得ませんでした。

　そこで、今回糖質量を簡便に把握し、実際の食事療法を継続できることを目的とした新たな媒体、炭水化物 20ｇ交換表を考案しました。

　絵図で、簡単に炭水化物量が覚えることができます。また、炭水化物以外の食事バランスやカロリーにもできるだけ配慮しました。

　目安として是非活用してみて下さい。

　　平成 28 年 11 月

小野百合内科クリニック

小野百合

目 次

カーボカウントとは　Q＆A ……………………………〈小野百合　阿部敬子〉　1

カーボカウントの新しい媒体ができるまで
　新しい媒体ができた経緯 ……………………………〈小野百合　阿部敬子〉　5

カーボカウントをする手順 ……………………………〈小野百合　阿部敬子〉　7

STEP 1
　炭水化物のコーナー　カーボ君と学ぶ「炭水化物編」………〈佐久間未季〉　8

STEP 2
　主食のコーナー　カーボ君と学ぶ「主食編」………………〈阿部敬子〉　16

STEP 3
　おかずのコーナー　カーボ君と学ぶ「おかず編」……………〈田中洋子〉　33

症例から基礎カーボカウントを理解しましょう！
　炭水化物量の調整 ……………………………………………〈鈴木育子〉　47

献立表から炭水化物量を計算してみよう！
　1食毎の炭水化物量を見積もる（応用カーボカウント）………〈鈴木育子〉　52

食品カードを使った献立の作り方
　色々な献立を作ってみよう …………………………〈阿部敬子　小野百合〉　69

間食のコーナー　カーボ君と学ぶ「間食編」………………〈阿部敬子〉　107

1型糖尿病のカーボカウント ……………………………………〈小野百合〉　114

2型糖尿病のカーボカウント
　ここでは疾患に照らし合わせて勉強をしていきましょう……〈鴨嶋ひかる〉　120

血糖予測マネージメント　Q＆A ………………………………〈小野百合〉　130

「炭水化物20ｇ交換表」活用　達人への三箇条 ……〈佐久間未季　小野百合〉　132

注釈
　エネルギー量はわかりやすいように「カロリー」と表示しました。
　炭水化物20ｇ交換表のカロリー表示は、食品交換表に基づき、使いやすい表記にしました。

カーボカウントとは
Q&A

：カーボとは何ですか？

：カーボは「カーボハイドレイト（Carbohydrates）＝炭水化物」のことで、短く略して「カーボ」と呼んでいます。炭水化物は、血糖が早く上がり、また下がりも早く、他の栄養素（たんぱく質、脂質）に比べ、食後の血糖値に大きな影響を与えるので、糖尿病治療をしていく時に大切です。

：ではカーボカウントとはどのようなことをするのですか？

：これから食べようとする食事に、どの位の炭水化物（カーボ）が入っているかを計算（カウント）します。

　今までの食品交換表はカロリーが大切で、カロリーを基準として、食品を交換していましたが、カーボカウントでは、血糖に影響をもっとも与える炭水化物の量が大切で、炭水化物量の計算をして、それに応じてインスリン量を調整し、インスリン量を調整できない場合は、炭水化物量を調整して、より良い血糖を目指します。

カーボカウントとは

：カーボカウントにはどのような利点があるのですか？

：利点としては、1）食事の炭水化物量を知り血糖値に応じた細やかなインスリン量の調整が可能になる、2）考えなければならない栄養素が少ない、3）コンビニなどの栄養成分表示を利用しやすい、4）個人の好みに応じた食事の選択が可能になり家族や友人との外食や旅行も楽しめる、5）個別に柔軟な食事プランが立てやすい、
などがあります。

：では欠点はありますか？

：難点としては、1）日本の日常の献立では炭水化物量の計算に手間がかかる、2）炭水化物のみを重視すると脂質やたんぱく質のカロリーが増加して食事バランスがくずれ、脂質異常や体重増加を招く可能性がある、3）炭水化物量に合わせたインスリン調整が可能なため、間食や食事量が増えて体重増加を招く可能性がある、4）同量の炭水化物量でも GI などの違いで血糖値がばらつく可能性がある、
などがありますが、体重増加の問題は、患者さん次第ともいえます。

：カーボカウントをする上で大切なことは何ですか？

：次の図のように、炭水化物を摂ると血糖が早く上がって早く下がります。たんぱく質や脂質はあとでゆっくり血糖が上がってきます。炭水化物による血糖上昇は薬（インスリン）で調整可能です。しかし、あとで血糖が上がってくるたんぱく質や脂質も食事

カーボカウントとは

には含まれていますので、これらが多いと予想以上に次の食事の前の血糖が上がってしまい、インスリンを使用しても血糖をうまく下げることができないこともあります。よって、おかずに多いたんぱく質や脂質の量はなるべく一定にする必要があります。

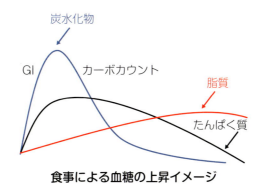

食事による血糖の上昇イメージ

：なぜ20ｇ交換表なのですか？

：炭水化物 **20ｇ** は 80 kcal で、従来から広く使われている食品交換表の1単位（80 kcal）に相当します。食品や食材の炭水化物の量を暗記するのではなく、炭水化物 **20ｇ** の食品や食材のおおまかなイメージを捉えて、炭水化物量の見積もりをしていきます。詳しくはカーボカウントの新しい媒体ができるまでの項（P５〜）を参照して下さい。

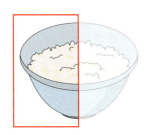

←たとえば、ご飯軽く1/2杯が炭水化物20ｇに相当します。イメージできましたか？

カーボカウントとは

：具体的にどのようにしてカーボカウントを進めるのですか？

：手順としては、1）炭水化物量の多い、少ない食品を知る、2）主食の炭水化物量を知る（**20 g**交換表を使います）、3）おかず（主菜・副菜）の炭水化物量を知る、4）菓子類、その他の炭水化物量を知る（**20 g**交換表を使います）、5）各食前にインスリン注射をして血糖を調整している人は炭水化物量に併せてインスリン量を調整する、そうでない人は炭水化物量を調整する（なるべく一定にする）、

という以上の手順で進めます（P 7 ～のカーボカウントをする手順を参照して下さい）。

カーボカウントの新しい媒体ができるまで

新しい媒体ができた経緯

1．「炭水化物 20 g 交換表」ができた経緯

　糖尿病の食事療法をすすめる教科書として「糖尿病食品交換表」があります。

　この本は、1単位 80 kcal の食品をまとめたものです。ここに炭水化物量を当てはめようとすると数値にバラツキが生じますが、実は炭水化物量が 20 g である食品が多いことに気がつきました。

　そこで「炭水化物 20 g 交換表」を作成し、「炭水化物量＝20 g」の食品を一覧にまとめて、さらにエネルギー量と GI 値を加えて体重、血糖コントロールに考慮できるものとしました。

2．「主菜・副菜組み合わせ」ができた経緯

　「炭水化物 20 g 交換表」は「糖尿病食品交換表」の表1、2、4、調味料より構成されています。そのため、残りの主菜、副菜の摂り方をどう把握するかが課題となりました。

　「炭水化物 20 g 交換表」と「糖尿病食品交換表」を併用しようとした時に整合性がとれないこと、2冊の本を同時に使いながら食事プランを組み立てるには煩雑さが出てきたため、食糧構成を作成し、たんぱく質/脂肪/炭水化物のバランスにも配慮した「主菜・副菜組み合わせ」を作成しました。

カーボカウントの新しい媒体ができるまで

　料理毎にグループ分けし、実際の食事をイメージできるようにしています。グループの特性を理解してもらうことで本をその都度調べなくてもおおよその炭水化物量を検討できることがメリットです（詳細はP34〜37）。

主菜（肉、魚、卵、大豆、大豆製品）

①グループ（15 g）（多い）	小麦粉、パン粉を重ねて使っている料理
②グループ（10 g）（中）	小麦粉、片栗粉を使っている料理（重ねつけはしない）
③グループ（5 g）（少ない）	砂糖、みりんなど甘味をつけた料理
④炭水化物0グループ	小麦粉、パン粉、砂糖、みりんを使っていない

副菜（野菜　芋、かぼちゃ）

Aグループ（20 g）（かなり多い）	炭水化物量の多い食材＋砂糖、みりん、味噌
Bグループ（15 g）（多い）	炭水化物量の多い食材 or 砂糖、みりん、味噌の使用が多い
Cグループ（10 g）（中）	Bグループに比較して使用量が少ない
Dグループ（5 g）（少ない）	野菜のみ

本書は各章とも初めは炭水化物量を調整する基礎カーボカウント、次に炭水化物量を見積もる応用カーボカウントの順で記載してあります。

カーボカウントをする手順

STEP 1
どんな食品に炭水化物が含まれるかを知ろう。
炭水化物のコーナー　P8〜15

STEP 2
主食の炭水化物量を「炭水化物20ｇ交換表」を使って知ろう。
主食のコーナー　P16〜32

STEP 3
おかずの炭水化物量を「主菜・副菜組み合わせ表」を使って知ろう。
おかずのコーナー　P33〜46

STEP 1〜3から実際の食事を確認します。
実際の献立表からカーボ量を計算しよう。　P52〜57

イラストを使っておおまかにイメージしていきましょう。

簡単だね。これなら実際にできそうだよ。

STEP 1 炭水化物のコーナー
カーボ君と学ぶ「炭水化物編」

：炭水化物とは何ですか？

：食品は、炭水化物・たんぱく質・脂質の大きく3つから成り立っています。

炭水化物（1 g＝4 kcal）、たんぱく質（1 g＝4 kcal）、脂質（1 g＝9 kcal）が集まってエネルギーになります。

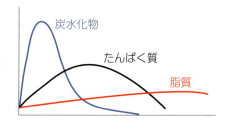

右図で表しているのは、栄養素別の血糖上昇のイメージですが、この3つの中で、食後の血糖値に一番影響を与えるのが【炭水化物】ということがわかります。ちなみに、炭水化物は『糖質＋食物繊維』からなります。

炭水化物のコーナー

：どんな食品に炭水化物が多く含まれるのですか？

：でんぷん・果糖・ブドウ糖・乳糖が多く含まれている食品です。食品交換表（右図）でいうと

- 表1…穀物、芋、炭水化物の多い野菜（根菜）と種実、豆（大豆を除く）
- 表2…果物
- 表4…牛乳と乳製品（チーズを除く）
- 調味料（甘みを感じる調味料）

に相当します。下の図で確かめてみましょう。

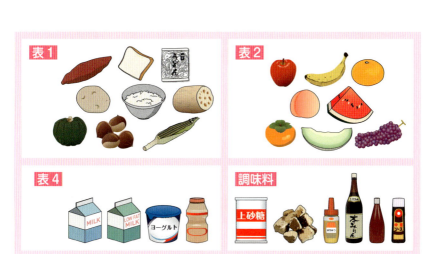

炭水化物のコーナー

：炭水化物が少ないのはどんな食品ですか？

：たんぱく質・脂質を多く含む食品と、野菜・海藻類です。食品交換表でいうと、

- 表3 …魚介、大豆とその製品、卵、チーズ、肉
- 表5 …油脂、油脂の多い種実、多脂性食品
- 表6 …野菜（炭水化物の多い野菜を除く）、海藻、きのこ、こんにゃく

がこれらに相当します。下の図で確かめてみましょう。

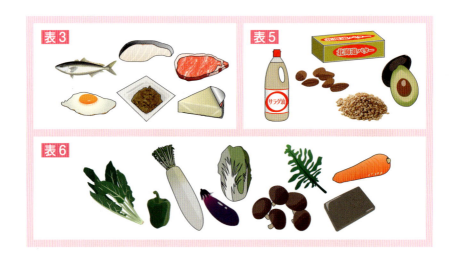

炭水化物のコーナー

：じゃあ、炭水化物の少ない食品はいくら食べてもいいのですね？

：炭水化物が少ない食品の摂り方にも注意点があります。

①炭水化物は少ないけれど、カロリーの高いものがあるので注意が必要です。
②たんぱく質や脂質の摂り過ぎは、次の食前血糖を下げにくくする、また体重増加を招きます。
③炭水化物の少ない魚や肉も、衣やとろみをつける調理方法だと炭水化物量が多くなります。

このことから量や、調理方法も大切になってきます。

炭水化物のコーナー

栄養相談室より

：今まで、カロリーが高いものが食後血糖値を上げると思っていましたが、炭水化物の量が関係していたのですね。

：そうなんです。確かに、カロリーを抑えることは体重のコントロールにとって重要ですが、食後血糖値には炭水化物量が大きく関係してきます。

　インスリン量が決まっている場合や飲み薬の場合は効き目は一定なので、食事の炭水化物量がバラバラになると食後血糖値は安定しづらくなります。それで、炭水化物量を朝なら朝、昼なら昼というように食事時間毎になるべく一定にしていくことが食後の血糖管理につながります。

：では、カロリーと炭水化物量のどちらも把握していかなくてはいけないのですか？

：どちらもできると良いですが、そうすると毎日の食事がとても大変になります。まず、自分がよく食べるものの炭水化物量を知り、食事時間毎の炭水化物量と、どの様なSMBG（血糖自己測定）のパターンになるのかを見てみましょう。その中で、体重の変化も見ていき調整していくことが良いと思います。

炭水化物のコーナー

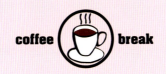

カーボカウントと食品交換表の違い

　食品交換表は、「エネルギー」を主体とし、同じ表の中で食品の交換ができて、食事のバランス調整が可能です。新しい食品交換表（第7版）では炭水化物エネルギー比が50％・55％・60％と3段階になり、以前の炭水化物エネルギー比が60％のみだった頃より炭水化物の量の自由度は上がっています。

　カーボカウントを行う場合も、炭水化物の多い表1、2、4の食品を知り、量を把握すること、調味料の使用量を考えること、炭水化物は少ないがカロリーの多い表3、5の食品の特性を知ることはカーボカウントを行う際に役に立ちます。

　ただ、エネルギー主体（食品交換表）と炭水化物量主体（カーボカウント）とでは重視するところが違ってきます。エネルギーは体重に関係し、炭水化物量は食後血糖値に関係します。

炭水化物のコーナー

炭水化物の多い食品

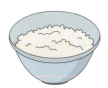
ご飯 150 g
(55.6 g)

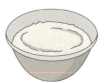
おかゆ 200 g
(31.4 g)

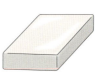
もち 50 g
(25.2 g)

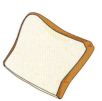
食パン 60 g
(28.0 g)

ロールパン
30 g
(14.6 g)

フランスパン
6 cm 幅 50 g
(28.8 g)

茹でそば 1 玉
(44.2 g)

茹でうどん 1 袋
(51.8 g)

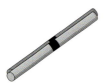
そうめん
100 g
(72 g)

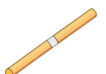
スパゲティ
100 g
(68.2 g)

じゃがいも 1 個
150 g
(23.8 g)

さつまいも 1/2 本
250 g
(70.9 g)

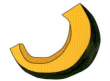
かぼちゃ 1/16 個
150 g
(30.9 g)

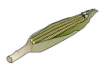
とうもろこし 1 本
300 g
(35.2 g)

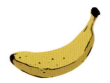
バナナ 1 本
130 g
(28.8 g)

炭水化物のコーナー

炭水化物の少ない食品

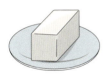
豆腐1/3丁
(1.6g/100g)

無調製豆乳
(2.7g/200ml)

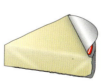
6Pチーズ1個
(0.4g/30g)

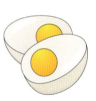
たまご1個
(0.2g/50g)

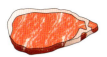
牛肉ステーキ用1枚
(0.6g/150g)

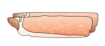
豚肉薄切2枚
(0.1g/60g)

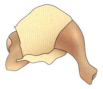
鶏肉
(0g)

ハム薄切り2枚
(0.2g/15g)

ウィンナー1本
(0.8g/20g)

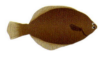
カレイ1尾
(0.1g/100g)

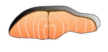
鮭切り身
(0.1g/120g)

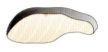
たら切り身
(0.1g/100g)

カキ5個
(3.1g/65g)

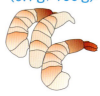
えび5尾
(0.1g/80g)

ちくわ1本
(4.3g/32g)

ほうれん草1把
(2.5g/80g)

なす1本
(3.7g/80g)

たまねぎ1個
(16.7g/200g)

わかめ1カップ
(1.8g/30g)

しめじ1株
(6.2g/100g)

STEP 2 主食のコーナー
カーボ君と学ぶ「主食編」

主食の炭水化物

主食にはご飯、パン、麺などがあり、食事に占める割合が高いため、きちんと把握する必要があります。

1．炭水化物 20 g 交換表とは

炭水化物が **20 g** の食品の重量、エネルギー量、GI 値（P 28 のコーヒーブレイク参照）を一覧表にしています。

食べる物が変わった時に炭水化物量が変動することがないように同じ炭水化物量で食品を交換することが可能です。その際、エネルギー量や GI 値にも注目することで体重増加や食後高血糖の是正に役立ちます。

主食のコーナー

2．炭水化物量を調整する場合

＜主食の炭水化物量を **60 g** と設定した場合＞

カーボ君、実際に交換表を使ってみましょう。
炭水化物量を **60 g** とした場合、ご飯ならどの位食べると良いでしょうか？

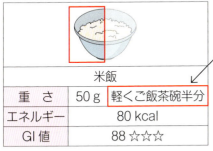

炭水化物量 **20 g** に相当するご飯の量は、**ご飯茶碗半分**です。
炭水化物量 **60 g** のご飯の量は、**ご飯茶碗1杯と半分**（150 g）です。

食品イラストを見ておぼえましょう！
ご飯茶碗半分で炭水化物 **20 g** なので、

 ＋ ＋ ＝

ご飯茶碗1杯と半分ですね。

カーボ君、正解です。
では、食パンならどの位になりますか？

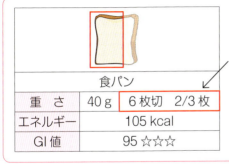

炭水化物量 **20 g** に相当する食パンの量は、**6枚切り 2/3 枚**です。
炭水化物量 **60 g** の食パンの量は、**2枚**（120 g）です。

主食のコーナー

食品イラストを見ておぼえましょう！
6枚切2/3枚で炭水化物20gなので、

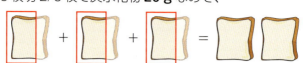

食パン2枚です。

正解です。6枚切のパンなら上のイラストの様に2枚になりますね。
では、茹でうどんならどの位ですか？

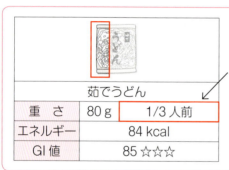

炭水化物量20gに相当する茹でうどんの量は、**1/3人前**です。
炭水化物量60gの茹でうどんの量は、**1人前**（240g）です。

茹でうどん		
重　さ	80 g	1/3人前
エネルギー	84 kcal	
GI値	85 ☆☆	

食品イラストを見ておぼえましょう！
1/3人前で炭水化物20gなので、

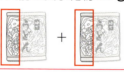

茹で麺1人前です。
交換表の絵を見れば簡単ですね。

主食のコーナー

カーボ君、もう交換表は使えますね。茹で麺はメーカーによって1玉の重さが異なるので、時々重さを測って確認しましょう。

わかりました！！

果物は好きですか？

大好きです。果物を食べたい時は、炭水化物量はどう合わせればいいのですか？

同じ炭水化物量にするのであれば、果物を食べる場合はご飯を減らして合わせてみましょう。
バナナ1本食べる場合はご飯を半膳に減らしましょう。

 → 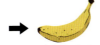 +

ご飯普通盛1膳　　バナナ1本　　ご飯軽く1膳

※果物は1日あたり炭水化物量20gまでにしましょう。（「炭水化物20g交換表」参照）

簡単だね。

3．炭水化物量を見積もる場合
　～ここでは（a）（b）2つの方法を紹介します～

（a）**炭水化物 20 g 交換表より見積もります。**
　<u>交換表には食品毎の重量と目安量がわかりやすく表記されています。イラストからイメージが湧く様にしましょう。</u>

：たとえば、ご飯軽く2膳の炭水化物は何グラムですか。

：**炭水化物 20 g 交換表のイラストを見ると、ご飯茶碗軽く半分で炭水化物 20 g だね。**

米飯		
重　さ	50 g	軽くご飯茶碗半分
エネルギー	80 kcal	
GI 値	88 ☆☆☆	

そうするとご飯軽く2膳で 20 g×4 で 80 g になるね。

 = +  +  +

:ではパン6枚切り2枚の炭水化物量は何グラムですか。

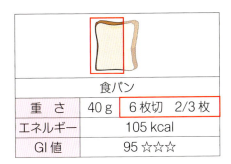

食パン	
重さ	40 g　6枚切　2/3枚
エネルギー	105 kcal
GI 値	95 ☆☆☆

:**交換表のパンのイラストから考えると食パン 2/3 で炭水化物 20 g だから食パン 2 枚では 60 g だね。何となく勘でわかるよ。**

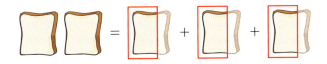

:そう、何となくのイメージで良いのよ。

主食のコーナー

：では。茹でうどん1袋の炭水化物はどう？

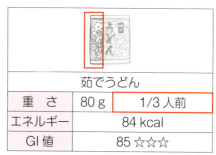

茹でうどん		
重　さ	80 g	1/3 人前
エネルギー	84 kcal	
GI 値	85 ☆☆	

：交換表のイラストを見ると茹でうどん1/3人前で20 gだから、20 g×3＝60 gだね。

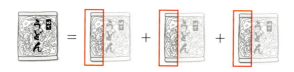

：そう、正解です。P29～32の炭水化物20 g交換表のイラストを見て、これから食べる主食の炭水化物量＝イラストの図の何倍？　でイメージして下さい。他のページの炭水化物交換表のイラストも同じ様に考えて、これから食べる食品の炭水化物量＝イラストの図の何倍？　でおおよその炭水化物量を把握して下さいね。

基本をおぼえて、イメージできれば簡単だね。

主食のコーナー

基本的にイメージで計算はしませんが、もし計算する場合は、

> 主食の炭水化物量＝自分が食べる重量÷交換表の重さの目安量×20

（例）ご飯100gの炭水化物量の求め方
交換表より、炭水化物 **20 g** に値するご飯の重さは50 g
ゆえに、100 g÷50 g×20＝40 g　と求めることができます。

(b) 交換表は使用しませんが重量より算出する方法。

下表の通り食品毎に摂取する重量から算出できます。

食　品	炭水化物量
ご飯	重量（g）×40％
パン・もち	重量（g）×50％
茹で麺・芋類	重量（g）×20％

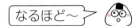

参考文献：黒田暁生ほか（糖尿病 53（6）：391-395, 2010）

（例）ご飯を100 g摂取した時の炭水化物量は100 g×0.4＝40 gです。

> **Point**
> 計算より、交換表のイラストをおぼえてその何倍になるかを把握すると簡単です。

主食のコーナー

4．主食の1回分の目安量

よく食べるものは炭水化物量をおぼえてしまいましょう。また時々で良いので主食だけ計量して目分の見積もり量があっているかを確認しましょう。

食　品	重さ（g）	炭水化物量（g）
ご飯	茶碗軽く1膳（100 g）	40 g
	普通盛り1膳（150 g）	60 g
	大盛り1膳（200 g）	80 g

食　品	重さ（g）	炭水化物量（g）
食パン	5枚切1枚（約70 g）	35 g
	6枚切1枚（約60 g）	30 g
バターロール	2個	24 g
クロワッサン	1個	20 g

食　品	重さ（g）	炭水化物量（g）
茹でうどん	1玉約240 g	60 g
蒸し中華麺	1玉約170 g	68 g
乾麺	60 g	48 g

（注）麺の1玉はメーカーにより違いがあるので注意すること。

主食のコーナー

| 栄養相談室より

：1つ質問があります。ぼくはいつもご飯を1膳（150g）食べています。パンの日は6枚切り1枚です。そうするとご飯の日の炭水化物量は60gでパンの日は30g、同じにしようとするとパンを2枚食べなくてはいけなくなりそんなにたくさんは食べられないのですが、どうすればいいでしょうか？

：そうですね。2枚は食べるのが大変ですね。同じ炭水化物60gでもご飯のカロリーは240 kcal、パンなら320 kcalです。カロリーの違いにも気をつけたいですね。

　カーボ君、パンを食べる時に他にどんなものを食べていますか？

：パンの日は果物と牛乳コップ1杯、あとはサラダに目玉焼きはある時とない時があります。

：わかりました。パンの日にカーボ君が食べているもので炭水化物の多い食品に注目してみましょう。何がありますか？

：（パンフレットを確認しながら）果物と牛乳かな。

：その通りです。では炭水化物量を確認しましょう。
　牛乳コップ1杯は交換表より炭水化物量は10gですね。
　さて、パンの炭水化物量30gと牛乳10gで40gになりました。

　あとの20gは果物で摂りましょう。さて果物はどのくらいでしょうか？

主食のコーナー

：炭水化物20g交換表を見れば、バナナなら1本、リンゴなら半分ですね。パンと牛乳、果物で60gになり、ご飯60gの時と同じになりました。

：カーボ君の場合はご飯150g、パンの日はパン6枚切り1枚と牛乳コップ1杯、バナナ1本をセットで交換してみましょう。

：わかりました。毎日の食事で実践できそうです。

Point
1つの食品で炭水化物量を合わせることが難しい時は、いくつかの食品を組み合わせて交換してみましょう。

主食のコーナー

栄養相談室より

：1つ質問があります。
　昼に麺を食べた日は夕方に低血糖になることが多いのですが炭水化物量が足りないせいでしょうか？

：カーボ君は麺の他に何を食べますか？

：麺だけです。

：麺だけになると、血糖値が速やかに上がり、その後すぐに下がるため夕方に低血糖になりやすいです。

：う〜ん。でも麺を食べる時は食事を作るのが面倒で簡単に済ませたいのですが…

：食事作りが面倒な時もありますよね。コンビニでカット野菜を買ってきても良いですが、時間のある時に自分のオリジナルのカット野菜や茹で野菜を準備することがお勧めです。忙しい朝などにも冷蔵庫からさっと出してきてドレッシングをかけるだけで野菜が1品完成です。そして、麺に卵などを落とすと赤の部分も摂ることができますね。

：そうですね。それなら簡単にできそうです。茹で野菜を用意してみます。

3つの食品群をバランスよく摂りましょう。

赤色	主菜	肉、魚、卵、大豆・大豆製品
黄色	主食	ご飯、パン、麺、果物、芋、南瓜
緑色	副菜	野菜、きのこ、海藻

主食のコーナー

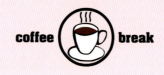

GI（グリセミック・インデックス）

　GI（グリセミック・インデックス）とは、食品を食べた後の血糖値が上がるスピードで、もっとも上昇率が高いブドウ糖（グルコース）を 100 として、その他の食品の上昇率を相対的にあらわした値です。

　米飯（白米）は GI 値が高いため、主食を白米から雑穀米や玄米に変えると GI 値が低くなります。

主食のコーナー

主食

米飯		おかゆ	
重さ	50 g　軽くご飯茶碗半分	重さ	130 g　茶碗1膳
エネルギー	80 kcal	エネルギー	95 kcal
GI値	88 ☆☆☆	GI値	57 ☆

ご飯50 gに炭水化物が20 g含まれる

エネルギーGI値も記載

玄米		雑穀米	
重さ	50 g　軽くご飯茶碗半分	重さ	50 g　軽くご飯茶碗半分
エネルギー	80 kcal	エネルギー	80 kcal
GI値	55 ☆	GI値	56 ☆

クロワッサン		バターロール	
重さ	45 g　2/3個	重さ	40 g　2個弱
エネルギー	180 kcal	エネルギー	130 kcal
GI値	95 ☆☆☆	GI値	83 ☆☆☆

食パン		フランスパン	
重さ	40 g　6枚切　2/3枚	重さ	35 g　一切れ
エネルギー	105 kcal	エネルギー	90 kcal
GI値	95 ☆☆☆	GI値	95 ☆☆☆

炭水化物 20 g 交換表

主食

米飯			おかゆ		
重 さ	50 g	軽くご飯茶碗半分	重 さ	130 g	茶碗 1 膳
エネルギー	80 kcal		エネルギー	95 kcal	
GI 値	88 ☆☆☆		GI 値	57 ☆	

玄米			雑穀米		
重 さ	50 g	軽くご飯茶碗半分	重 さ	50 g	軽くご飯茶碗半分
エネルギー	80 kcal		エネルギー	80 kcal	
GI 値	55 ☆		GI 値	56 ☆	

クロワッサン			バターロール		
重 さ	45 g	2/3 個	重 さ	40 g	2 個弱
エネルギー	180 kcal		エネルギー	130 kcal	
GI 値	95 ☆☆☆		GI 値	83 ☆☆	

食パン			フランスパン		
重 さ	40 g	6 枚切 2/3 枚	重 さ	35 g	一切れ
エネルギー	105 kcal		エネルギー	90 kcal	
GI 値	95 ☆☆☆		GI 値	95 ☆☆☆	

主食のコーナー

主 食

	乾麺			フライ麺	
重 さ	25 g		重 さ	40 g	2/5 袋
エネルギー	100 kcal		エネルギー	183 kcal	
GI 値			GI 値		

	茹でうどん			茹でそば	
重 さ	80 g	1/3 人前	重 さ	80 g	1/3 人前
エネルギー	80 kcal		エネルギー	107 kcal	
GI 値	85 ☆☆☆		GI 値	54 ☆	

	蒸し中華麺			スパゲティ	
重 さ	50 g	1/3 人前	重 さ	25 g	1/4 人前
エネルギー	100 kcal		エネルギー	100 kcal	
GI 値	50 ☆		GI 値	65 ☆☆	

	コーンフレーク			餃子の皮	
重 さ	30 g		重 さ	40 g	10 枚
エネルギー	120 kcal		エネルギー	116 kcal	
GI 値	75 ☆☆☆		GI 値		

炭水化物 20 g 交換表

とても大切なことです

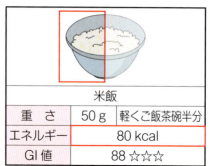

米飯	
重 さ	50 g　軽くご飯茶碗半分
エネルギー	80 kcal
GI 値	88 ☆☆☆

同じ炭水化物量でもカロリーが違うことを知りましょう。

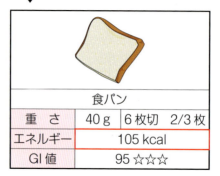

食パン	
重 さ	40 g　6枚切　2/3枚
エネルギー	105 kcal
GI 値	95 ☆☆☆

STEP 3 おかずのコーナー
カーボ君と学ぶ「おかず編」

おかずとは

　主食は体の熱や力になる炭水化物を多く含まれていますが、「おかず」には体を作る働きのタンパク質や体の調子を整えるビタミン類が多く含まれています。赤枠のところがおかずを指します。

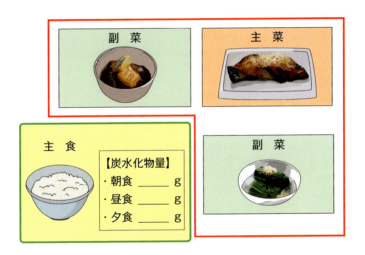

　「主菜」は、食事の中でメインになる料理のことです。焼き魚やとんかつ、ハンバーグなどを指します。

　「副菜」は、お浸しや野菜の煮物、サラダなどの主菜よりボリュームが少ないおかずを指します。

おかずのコーナー

1．おかずの炭水化物

おかずは「主菜」と「副菜」に分けて、炭水化物量を把握しましょう。
　おかずにも炭水化物が含まれており、料理によって炭水化物量が違いますので、普段よく食べている料理が、炭水化物を多く含んでいる料理なのか、少ない料理なのか、確認することが重要です。

1）主菜の炭水化物量を知る

①多いグループ（炭水化物量 15 g）

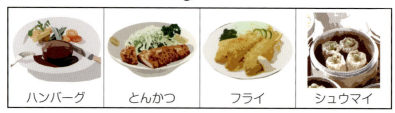

| ハンバーグ | とんかつ | フライ | シュウマイ |

小麦粉、パン粉の重ねつけまたは使用量が多い。

②中くらいのグループ（炭水化物量 10 g）

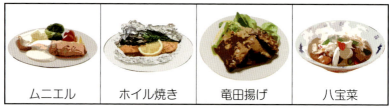

| ムニエル | ホイル焼き | 竜田揚げ | 八宝菜 |

小麦粉、片栗粉を使うが重ねつけはしない。

③少ないグループ（炭水化物量 5 g）

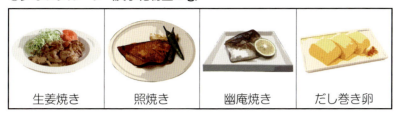

砂糖、みりんを加えている。

④炭水化物を含まないグループ（炭水化物量 0 g）

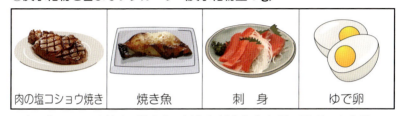

肉の塩コショウ焼き、焼き魚、刺身など肉魚卵などの調理で小麦粉、パン粉、砂糖、みりんを使わないもの。

おかずのコーナー

2）副菜の炭水化物量を知る

A グループ（かなり多い：炭水化物量 20 g）

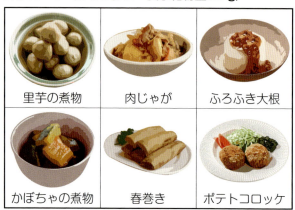

食材に炭水化物量が多くプラス砂糖、みりんを加えている。

B グループ（多い：炭水化物量 15 g）

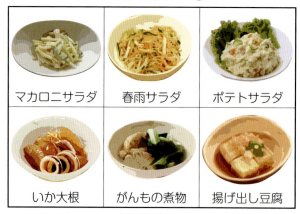

食材に炭水化物は多いが粉、甘味は加えていない（上段記載）。
食材に炭水化物は少ないが粉か甘味を加えている（下段記載）。

おかずのコーナー

Cグループ（中くらい：炭水化物量 10 g）

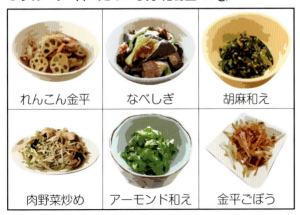

食材に炭水化物は少ないが甘味を加えている（Bグループより少ない）。

Dグループ（少ない：炭水化物量 5 g）

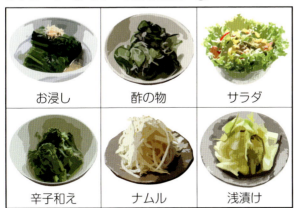

野菜のみ炭水化物

おかずのコーナー

2．炭水化物量を調整する主菜、副菜の組み合わせ方

　主菜、副菜の合計で炭水化物 **20 g** にします。各料理に含まれる炭水化物の量から、主菜を3グループ、副菜を4グループに分け、両方を組み合わせて、炭水化物量の合計をほぼ一定にします。

・主菜①グループの場合 ➡ 副菜 D グループから選ぶ
・主菜②グループの場合 ➡ 副菜 C グループから選ぶ
・主菜③グループの場合 ➡ 副菜 B グループから選ぶ
・主菜④グループの場合 ➡ 副菜 A グループから選ぶ

カーボ君、実際に主菜、副菜組み合わせ表を使ってみましょう。
炭水化物量の合計が **20 g** になるように料理を組み合わせてみて下さい。

例1　主菜の炭水化物量が多い①グループを選んだ場合

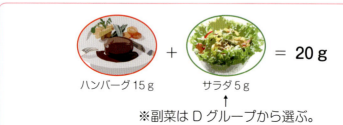

ハンバーグ 15 g ＋ サラダ 5 g ＝ 20 g
※副菜は D グループから選ぶ。

質問があります。
副菜の A グループと主菜の②を選んだ場合はどうしたらいいですか？

その場合は、**主食**を減らして調整しましょう。

おかずのコーナー

栄養相談室より

：**主菜と副菜の組み合わせはわかったよ。でも少しずつ食べれば、色々な種類のおかずを食べてもいいですか？**

：少しずつでも色々種類を多く食べると、一品一品は少しの炭水化物量ですが、その分炭水化物の量も多くなります。また、油を使っている料理だと、脂質も多くなってしまいますので注意が必要です。

：**脂質が多くなるとどうしてダメなの？**

：脂質の割合が多くなると、その分余計なカロリーが体にたまりやすくなるからです。余分なカロリーが体にたまると、体重が増えたりします。

：**でも油も必要ですよね？**

：炭水化物やたんぱく質よりも、血糖値の上昇は早くないのですが、長時間血糖値を維持します。ですから、適量は低血糖を防ぐためには必要です。しかし、夕食に油の多すぎる食事をすると次の日の朝食前の血糖値が高かったり、次の日の昼食前まで血糖値が高いことがあるので注意が必要です。

：**食べるものは「適量」が大事ですね。**

：その通りですね。

> **Point**
> 主菜と副菜で炭水化物が **20 g** になるように調整しましょう。

おかずのコーナー

もう1つ質問があります。
おかずの合計が 10 g の場合はどうしたらいいですか？

その場合は、**例2** のように牛乳を 1 本追加して調整しましょう。

例2 おかずの炭水化物の合計が **10 g** の場合

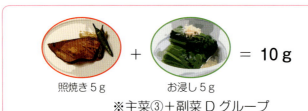

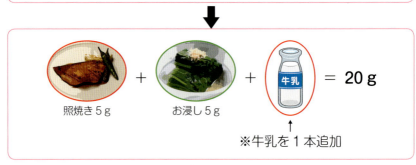

牛乳は1日1本までにしましょう。

付録のおかずカードと食事のランチョンマットを使って色々組み合わせてみましょう。

わかりました！！

おかずのコーナー

栄養相談室より

：おかずを組み合わせて、炭水化物量を20gにすると良いのですね。

昨日の夕食はご飯、焼き魚、刺身、かぼちゃの煮物を食べました。炭水化物量は20gになっているのでばっちりです。

：ちょっと待って、カーボ君。下図で確認してみましょう。赤色が2つと黄色が2つになっていますよ。

黄色（炭水化物）が多くなると、食後の血糖が高くなります。

また、赤色（たんぱく質）が多くなると、次の食前の血糖が高くなりますよ。

：そうですね。魚はヘルシーだし、油ものを摂っていないから良いと思っていました。

：まず、赤色の焼き魚か刺身はどちらかにしましょう。

黄色はかぼちゃの煮物1皿が炭水化物20gなのでご飯半膳を減らしましょう。

緑色がなかったのでCグループの肉炒めと胡麻和えをプラスすると献立は完成ですよ。

：炭水化物量だけ合わせても、3色そろえてバランス良く食べないとダメなんだね。

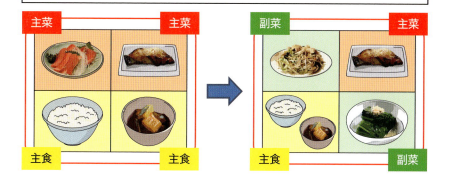

おかずのコーナー

> **Point** 3色（赤・黄・緑）の食品をそろえましょう！

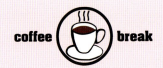

　おかずは、料理方法にもよりますが、主にたんぱく質、脂質の含まれている量が多く、主食と比較すると炭水化物量が少ない料理が多いです。しかし、炭水化物量が少ないからといっていくら食べてもいいというわけではありません。1食あたり、おかずの部分で炭水化物量を **20 g** にそろえると同時に、全体の食事の栄養バランスを整えることが大切です。カーボカウントはただ単に「炭水化物」だけをコントロールする食事ではなく、食事全体のバランスも重要です。

おかずのコーナー

主菜・副菜組み合わせ

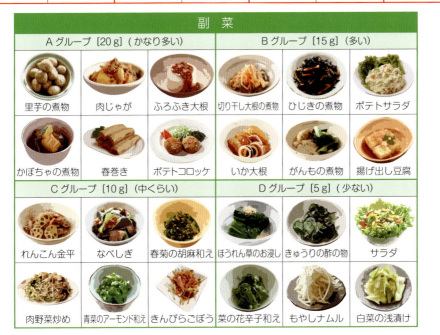

1）炭水化物を調整する場合

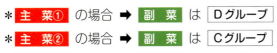

* 主菜① の場合 ➡ 副菜 は Dグループ
* 主菜② の場合 ➡ 副菜 は Cグループ
* 主菜③ の場合 ➡ 副菜 は Bグループ
* 主菜④ の場合 ➡ 副菜 は Aグループ

主菜と副菜で炭水化物 20 g になるように選びましょう。

3．主菜、副菜から炭水化物量を見積もる

a) 選んだ主菜と副菜が主菜①〜④、副菜 A 〜 D のどのグループになるかを探します。次に各々のおおよその炭水化物量を足し合わせて、おかず全体の炭水化物量を知ります。

b) 食材の炭水化物量と調理（衣、甘味、たれ）による炭水化物量に分けて見積もり、合計します。

おおよその目安

パン粉＋小麦粉の衣で多め…**15ｇ**

小麦粉または片栗粉の衣…**10ｇ**

砂糖、みりんで味付け…**5ｇ**

甘味たれ（たっぷり）…**20ｇ**　甘味たれ（少し）…**10ｇ**

焼く、炒める、揚げる、蒸す、そのまま…**0ｇ**

■副食（おかず）

目安のつけ方

炭水化物量 20ｇ

かぼちゃの煮物　里芋の煮物

※食材に炭水化物量が多い
　＋砂糖、みりん

かに玉　揚げ魚の野菜あんかけ

※あんたっぷり

炭水化物量 15ｇ

とんかつ　魚のフライ

※小麦粉＋パン粉
　（重ねつけ）

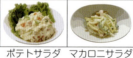
ポテトサラダ　マカロニサラダ

※食材に炭水化物は多い

おかずのコーナー

炭水化物量 10g
 ムニエル
 八宝菜
 かに玉
 揚げ魚の野菜あんかけ

※小麦粉、片栗粉（重ねつけなし）
※あん少な目

炭水化物量 5g
 お浸し
 サラダ

※野菜のみ炭水化物

炭水化物量 0g
 焼き魚
 焼き肉（塩、コショウ）

※粉、甘味なし

Point
よく食べるおかずは炭水化物量をおぼえてしまいましょう。

おかずのコーナー

参考資料

主菜の炭水化物量一覧

★ ①グループ［炭水化物：15g以上］

食品名	炭水化物量(g)
サバの味噌煮	15
とんかつ	15
ハンバーグ	15
酢豚	15
カレイの煮付け	15
シュウマイ3個	17
メンチカツ	21
カレー	25
すき焼き	25

★ ②グループ［炭水化物量：10g前後］

食品名	炭水化物量(g)
鶏の唐揚げ3個	6
麻婆豆腐	8
しょうが焼き3枚	8
レバニラ炒め	9
鮭のムニエル	10
回鍋肉	14
ビーフシチュー	14

★ ③グループ［炭水化物量：5g以下］

食品名	炭水化物量(g)
焼き魚	0
生卵、ゆで卵、目玉焼き	0
冷奴、納豆	0
ハムエッグ卵2個	1
半イカバター焼き	2
厚揚げ網焼き1/3	3
だし巻き卵	5

副菜の炭水化物量一覧

★ Aグループ［炭水化物量：20g以上］

食品名	炭水化物量(g)
ふろふき大根	20
春巻	20
ポテトコロッケ	20
肉じゃが	24
里芋の煮物	25
かぼちゃの煮物	25

★ Bグループ［炭水化物量：15g以上］

食品名	炭水化物量(g)
ごぼうと牛肉の炒め煮	15
かぶのふろふき	15
玉ねぎの鶏そぼろあんかけ	15
ポテトサラダ	15
ひじきの煮物	15

★ Cグループ［炭水化物量：10g前後］

食品名	炭水化物量(g)
肉野菜炒め	9
水炊き	9
いか大根	10
れんこんのきんぴら	10
青菜のアーモンド和え	10
春菊の胡麻和え	10
きんぴらごぼう	10
八宝菜	10
揚げ出し豆腐3個	13
野菜炒め	13
炒り豆腐	14
里芋の山椒風味	14

★ Dグループ［炭水化物量：5g以下］

食品名	炭水化物量(g)
ハムキャベツ炒め	4
野菜サラダ	4
ザーサイ	5

☆ 外食・コンビニ商品

レトルト食品	炭水化物量(g)
あけぼの 鮭缶	1
伊藤ハム アルトバイエルン	3
グリコ 中華丼	15
レトルト カレー	20
日清 カップヌードル	45
日清 どん兵衛	58
ペヤング ソースやきそば	70
サトウのごはん 200g	70

症例から基礎カーボカウントを理解しましょう！
炭水化物量の調整

指導のポイント

　毎食の炭水化物量を一定にできるように調整します。患者さんと相談し無理なく継続するために改善できることを探していきます。

　【症例】カーボカウントについて一緒に学んでくださったA子さん。

　A子さんは30代女性会社員、20代で2型糖尿病と診断されました。
　その後教育入院し、従来の食品交換表を用いた食事指導を受けたものの、仕事が忙しく実際には食事療法はできていませんでした。今回、カーボカウントに興味を持ち3回の指導を通して食生活に変化が見られたため、ご紹介します。

 では、A子さんの食事内容を具体的に見てみましょう。

指導前の食事

	食事内容	炭水化物量
朝食	パンとコーヒーまたは欠食	0または30g
昼食	外食〔そばまたは中華または和定食（天ぷらなど）〕	70〜120g
夕食	ご飯2膳＋家族で大皿から摂る	150g以上

症例から基礎カーボカウントを理解しましょう！

【指導1回目】

指導内容 ▷▷▷ 炭水化物の多い、少ない食品を学ぶ。

指導後1回目の食事

	食事内容	炭水化物量
朝食	パンとコーヒーまたは欠食	0または30g
昼食	外食〔そばまたは中華または和定食（天ぷらなど）〕	70～120g
夕食	ご飯1膳（150g）＋家族で大皿から摂る	90g以上

改善点 ▷▷▷ ・A子さんは夕食のご飯2膳は多いと思い1膳に減らし、さらに150gに量を決めました。

A子さん、夕食のご飯を1膳にしましたね。

はい、食べ過ぎていると思い、夕食のおかわりをやめました。1膳あたりの重さも150gに減らしました。

【指導2回目】

指導内容 ▷▷▷ 主食の炭水化物量は、炭水化物 **20g** 交換表を使い、食事のバランスはランチョンマットを使って学ぶ。

指導後2回目の食事

	食事内容	炭水化物量
朝食	パンとコーヒー、**目玉焼き、サラダを追加した** **※欠食はしないことにした**	**35g** **（サラダ5g含）**
朝食2	**ご飯70g、サラダ、目玉焼き**	**35g** **（サラダ5g含）**
昼食	外食〔そばまたは中華または和定食（天ぷらなど）〕	70～120g
夕食	**ご飯1膳（150g）**＋家族で大皿から摂る	90g以上

症例から基礎カーボカウントを理解しましょう！

改善点 ▷▷▷
- 朝食を必ず摂ることにし、サラダと目玉焼きを追加して食事全体のバランスを整えました。
- さらに、ご飯を食べる日はパンと同じ炭水化物量にするため、「炭水化物 20 g 交換表」を使ってご飯 70 g と決めました。

A子さん、交換表からパン 6 枚切 1 枚とご飯 70 g がともに炭水化物量 30 g とわかりましたね。

炭水化物 20 g 交換表は、イラストから量を決めやすいです。
ランチョンマットから、朝食は赤と緑が抜けていたことに気がつきました。

【指導 3 回目】

指導内容 ▷▷▷ おかずの炭水化物量を学ぶ。

指導後 3 回目の食事

	食事内容	炭水化物量
朝食	パンとコーヒー、目玉焼き、サラダを追加した ※欠食はしないことにした	35 g
朝食2	ご飯 70 g、サラダ、目玉焼き	35 g
昼食	外食をやめてお弁当を持参する。ご飯 150 g と決めた （※おかずは組み合わせ表を参考に 20 g に調整）	80 g
夕食	ご飯 1 膳（150 g）おかずは自分の分を先に取り分けた	80 g

改善点 ▷▷▷
- 昼食は外食をやめてお弁当の持参としました。お弁当のご飯は 150 g と決め、おかずは組み合わせ表を参考にし、炭水化物量を 20 g に調整しました。
- 夕食のおかずはあらかじめ自分の分を取り分け、昼食と同様に 20 g に調整しました。

症例から基礎カーボカウントを理解しましょう！

おかずの組み合わせも上手にできるようになりましたね。

はい、粉や甘味に注目するとおかずの炭水化物量の把握は簡単です。

カーボカウントは続けられそうですか？

はい。「炭水化物20g交換表」を見ながら何とか続けられそうです。

何度も繰り返しながら「炭水化物20g交換表」をおぼえていきましょう。

A子さん、この調子で続けていきましょう！

症例から基礎カーボカウントを理解しましょう！

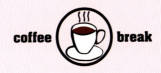

　血糖値にもっとも影響するのは炭水化物が多く含まれる食品です。

　食事毎の炭水化物量を同じ位にすることで、血糖値もコントロールしやすくなります。ただし食事は炭水化物量だけを考えるのではなく、他の栄養素のバランスも考えて、自分に見合った量で食べなくてはいけません。

　カロリーの過不足をなくすために、主食とおかず（主菜、野菜）の組み合わせ方や量を考えることも大切です。

献立表から炭水化物量を計算してみよう！

1食毎の炭水化物量を見積もる（応用カーボカウント）

：では、1日の献立例を使って実際に炭水化物量を求めてみましょう。

1．献立表から炭水化物を多く含む食品を選び出します。

※下の献立では、赤ラインを引いた食品に炭水化物が多く含まれています。

朝食	分量	昼食	分量	夕食	分量
ご飯	150 g	パン	80 g	ご飯	150 g
納豆		目玉焼き		ムニエル	
炒め物		卵		鮭	
切り干し大根		油		小麦粉	
人参				バター	
しょうゆ		サラダ		油	
砂糖		レタス		レタス	
油		きゅうり			
		ドレッシング		煮物	
味噌汁				かぼちゃ	
みそ		きのこスープ		しょうゆ	
芋		しめじ		砂糖	
ネギ	50 g	えのきだけ			
		ベーコン		浸し物	
		コンソメ素		ほうれん草	
牛乳	200 ml			しょうゆ	
		バナナ	1本		

献立表から炭水化物量を計算してみよう！

：まずは、炭水化物を含む食品を知ることが大切なのですね。

　ご飯やパンはわかりやすいですが、粉類や調味料、牛乳は見落としやすいので気をつけたいと思います。

2．赤ラインを引いた食品に注目し料理全体の炭水化物量を求めます。

①主食

：炭水化物20ｇ交換表でおぼえました。
　もうばっちりです!!

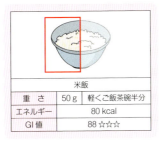
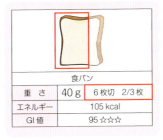

ご飯軽く2膳（150ｇ）

 ＝ ＋  ＋ ＋

　　　　　　　＝炭水化物 **60ｇ**

食パン80ｇ＝炭水化物 **20ｇ**×2＝炭水化物 **40ｇ**

献立表から炭水化物量を計算してみよう！

② 主食以外の食品

味噌汁の芋

下図 のように炭水化物 **20 g を含む**じゃがいもの量は中 1 個、皮付き（120 g）です。

実際にはじゃがいも 1/2 個【皮付き 60 g】を使用したので炭水化物量は **10 g** です。

『炭水化物 20 g 交換表』

じゃがいも		
重　さ	皮付き 120 g	中 1 個
エネルギー	80 kcal	
GI 値	90 ☆☆☆	

果物

バナナ 1 本（皮付き 170 g）に含まれる炭水化物量はイラストの通り **20 g** です。

『炭水化物 20 g 交換表』

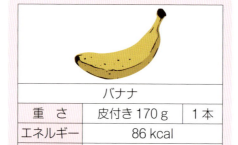

バナナ		
重　さ	皮付き 170 g	1 本
エネルギー	86 kcal	
GI 値	55 ☆	

献立表から炭水化物量を計算してみよう！

牛乳

200 ml に含まれる炭水化物量はイラストの通り **10 g** です。

『炭水化物 10 g 交換表』
＊乳・乳製品は 10 g 交換表となります

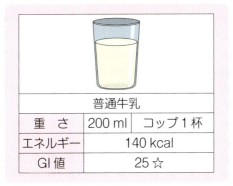

普通牛乳		
重　さ	200 ml	コップ 1 杯
エネルギー	140 kcal	
GI 値	25 ☆	

献立表から炭水化物量を計算してみよう！

> 「炭水化物 20 g 交換表」を使い、求めた炭水化物量を献立表に記入します。

朝食			昼食			夕食		
	分量	炭水化物量		分量	炭水化物量		分量	炭水化物量
ご飯	150 g	(60 g)	パン	80 g	(40 g)	ご飯	150 g	(60 g)
納豆			目玉焼き			ムニエル		
			卵			鮭		
炒め物			油			小麦粉		
切り干し						バター		
大根			サラダ			油		
人参			レタス			レタス		
しょうゆ			きゅうり					
砂糖			ドレッシング			煮物		
油						かぼちゃ		
			きのこスープ			しょうゆ		
味噌汁			しめじ			砂糖		
みそ			えのきだけ					
芋	50 g	(10 g)	ベーコン			浸し物		
ネギ			コンソメ素			ほうれん草		
						しょうゆ		
牛乳	200 ml	(10 g)	バナナ	1 本	(20 g)			

：あれ、まだ記入されていない箇所がありますね。■の部分です。

：ここは、「料理の組み合わせ表」を使うと簡単に炭水化物量を知ることができますよ。では、記入していない欄の炭水化物量を記入していきましょう。

献立表から炭水化物量を計算してみよう！

	朝食			昼食			夕食		
		分量	炭水化物量		分量	炭水化物量		分量	炭水化物量
	ご飯	150g	60g	パン	80g	40g	ご飯	150g	60g
	納豆			目玉焼き 　卵 　油			ムニエル 　鮭 　小麦粉 　バター 　油 　レタス		10g 中くらいの グループ
	炒め物 　切り干し 　　大根 　人参 　しょうゆ 　砂糖 　油		15g 多い グループ	サラダ 　レタス 　きゅうり 　ドレッシング					
	味噌汁 　みそ 　芋 　ネギ	50g	10g	きのこスープ 　しめじ 　えのきだけ 　ベーコン 　コンソメ素			煮物 　かぼちゃ 　しょうゆ 　砂糖		かなり多い グループ 20g
	牛乳	200ml	10g	バナナ	1本	20g	浸し物 　ほうれん草 　しょうゆ		
合計			**95g**			**60g**			**90g**

：1食毎の炭水化物量がわかりましたね。

料理名	主菜/副菜	炭水化物量	
切干大根の炒め煮	副菜	多いグループ	15g
ムニエル	主菜	中くらいのグループ	10g
かぼちゃの煮物	副菜	かなり多いグループ	20g

炭水化物 20g 交換表

粉物・その他

	小麦粉			切りもち	
重 さ	26 g	大匙 3	重 さ	40 g	
エネルギー	96 kcal		エネルギー	96 kcal	
GI 値	60 ☆☆		GI 値	85 ☆☆☆	
	片栗粉			麸	
重 さ	24 g	大匙 2 と 1/2	重 さ	37 g	4 個ほど
エネルギー	80 kcal		エネルギー	140 kcal	
GI 値	65 ☆☆		GI 値	70 ☆☆	
	春雨			オートミール	
重 さ	25 g		重 さ	30 g	
エネルギー	86 kcal		エネルギー	114 kcal	
GI 値			GI 値		
	オイルスプレーンクラッカー			ソーダクラッカー	
重 さ	30 g	8 枚	重 さ	25 g	7 枚
エネルギー	148 kcal		エネルギー	107 kcal	
GI 値	70 ☆☆☆		GI 値	70 ☆☆☆	

炭水化物量を計算してみよう！

芋、南瓜、その他

じゃがいも		サツマイモ	
重さ	皮付き120g　中1個(可食部110g)	重さ	皮付き70g　小1/3個(可食部60g)
エネルギー	80 kcal	エネルギー	80 kcal
GI値	90 ☆☆☆	GI値	55 ☆

里芋		長いも	
重さ	皮付き170g　中3個(可食部150g)	重さ	皮付き160g　1/3本程(可食部140g)
エネルギー	88 kcal	エネルギー	93 kcal
GI値	64 ☆☆	GI値	65 ☆☆

かぼちゃ			栗		
重さ	100g	小1/8個	重さ	皮付き70g	中4個(50g)
エネルギー	91 kcal		エネルギー	80 kcal	
GI値	65 ☆☆		GI値	60 ☆☆	

とうもろこし			レンコン		
重さ	芯あり170g	1/2本程(可食部120g)	重さ	皮付き160g	2/3本程(可食部130g)
エネルギー	110 kcal		エネルギー	86 kcal	
GI値	75 ☆☆☆		GI値	38 ☆	

炭水化物 20 g 交換表

牛乳 乳製品　※炭水化物 10 g

	普通牛乳			低脂肪牛乳	
重　さ	200 ml	コップ 1 杯	重　さ	200 ml	コップ 1 杯
エネルギー	140 kcal		エネルギー	100 kcal	
GI 値	25 ☆		GI 値	26 ☆	
	飲むヨーグルト			プレーンヨーグルト	
重　さ	80 ml	コップ半分弱	重　さ	200 g	大 1/2 パック
エネルギー	52 kcal		エネルギー	120 kcal	
GI 値			GI 値	25 ☆	
	加糖ヨーグルト				
重　さ	100 g	おおよそ 1 個	重　さ		
エネルギー	70 kcal		エネルギー		
GI 値			GI 値		
重　さ			重　さ		
エネルギー			エネルギー		
GI 値			GI 値		

炭水化物量を計算してみよう！

果物

	バナナ			りんご	
重さ	皮付き170 g	1本	重さ	皮付き180 g	中半分
エネルギー	80 kcal		エネルギー	80 kcal	
GI値	55 ☆		GI値	36 ☆	

	みかん			キウイ	
重さ	皮付き270 g	大2個	重さ	皮付き180 g	小2個
エネルギー	80 kcal		エネルギー	80 kcal	
GI値	33 ☆		GI値	35 ☆	

	グレープフルーツ			柿	
重さ	皮付き200 g	3/4個（可食部160 g）	重さ	皮付き170 g	中1個
エネルギー	80 kcal		エネルギー	80 kcal	
GI値	31 ☆		GI値	37 ☆	

	いちご			ぶどう	
重さ	へたつき250 g	中15個程	重さ	皮付き180 g	小1房
エネルギー	80 kcal		エネルギー	80 kcal	
GI値	29 ☆		GI値	50 ☆	

炭水化物 20 g 交換表

果　物

巨峰
重　さ	皮種あり 180 g	10 粒
エネルギー	80 kcal	
GI 値	50 ☆	

もも
重　さ	皮付き 240 g	中 1 個
エネルギー	80 kcal	
GI 値	56 ☆	

すいか
重　さ	皮種つき 330 g	中 2 切れ
エネルギー	73 kcal	
GI 値	60 ☆☆	

メロン
重　さ	皮種あり 400 g	1/4 個(可食部 200 g 程)
エネルギー	84 kcal	
GI 値	41 ☆	

さくらんぼ
重　さ	種入り 170 g	20 粒
エネルギー	80 kcal	
GI 値	37 ☆	

なし
重　さ	皮種つき 240 g	半分
エネルギー	80 kcal	
GI 値	32 ☆	

パインナップル (生)
重　さ	皮芯つき 270 g	カット 150 g
エネルギー	80 kcal	
GI 値	65 ☆☆	

ライチー
重　さ	皮種つき 210 g	7 個
エネルギー	80 kcal	
GI 値	38 ☆	

炭水化物量を計算してみよう！

飲料・アルコール

\multicolumn{3}{c}{100%オレンジジュース}	\multicolumn{3}{c}{野菜ジュース}
重　さ	200 ml		重　さ	300 ml	1.5本
エネルギー	84 kcal		エネルギー	99 kcal	
GI値	42 g		GI値		
\multicolumn{3}{c}{アクエリアス}	\multicolumn{3}{c}{コカコーラ}
重　さ	500 ml	1本	重　さ	500 ml	2/3本
エネルギー	95 kcal		エネルギー	80 kcal	
GI値	42		GI値		
\multicolumn{3}{c}{ワイン ロゼ}	\multicolumn{3}{c}{白サワー}
重　さ	500 ml		重　さ	190 ml	1/2本
エネルギー	365 kcal		エネルギー	113 kcal	
GI値	32		GI値		
\multicolumn{3}{c}{日本酒}	\multicolumn{3}{c}{ビール}
重　さ	400 ml	約2合	重　さ	700 ml	2缶
エネルギー	440 kcal		エネルギー	300 kcal	
GI値	35		GI値	34	

◎蒸留酒は炭水化物0です。

炭水化物 20 g 交換表

調味料

砂糖			みりん		
重　さ	20 g	大匙 2	重　さ	35 g	大匙 3
エネルギー	76 kcal		エネルギー	101 kcal	
GI 値	99 ☆☆		GI 値		

はちみつ			トマトケチャップ		
重　さ	25 g	大匙 1	重　さ	80 g	大匙 4
エネルギー	73 kcal		エネルギー	95 kcal	
GI 値	88 ☆☆		GI 値		

赤みそ			米みそ		
重　さ	140 g		重　さ	80 g	
エネルギー	286 kcal		エネルギー	173 kcal	
GI 値			GI 値		

カレールウ					
重　さ	60 g		重　さ		
エネルギー	307 kcal		エネルギー		
GI 値			GI 値		

炭水化物量を計算してみよう！

外食1

カレーライス		親子丼	
重さ	1/5 皿	重さ	1/5 皿
エネルギー	163 kcal	エネルギー	119 kcal
GI値		GI値	

牛丼		ざるそば	
重さ	1/5 皿	重さ	1/3 皿
エネルギー	142 kcal	エネルギー	101 kcal
GI値		GI値	

ミートスパゲティ		焼きそば	
重さ	1/5 皿	重さ	1/3 皿
エネルギー	139 kcal	エネルギー	153 kcal
GI値		GI値	

ラーメン		サンドイッチ	
重さ	1/3 皿	重さ	2/3 パック
エネルギー	126 kcal	エネルギー	214 kcal
GI値		GI値	

炭水化物 20g 交換表

外食 1 の参考炭水化物量

カレーライス		親子丼	
エネルギー	816 kcal	エネルギー	567 kcal
炭水化物量	115 g	炭水化物量	95 g
牛丼		ざるそば	
エネルギー	614 kcal	エネルギー	331 kcal
炭水化物量	86.2 g	炭水化物量	65 g
ミートスパゲティ		焼きそば	
エネルギー	592 kcal	エネルギー	536 kcal
炭水化物量	85 g	炭水化物量	70 g
ラーメン		サンドイッチ	
エネルギー	493 kcal	エネルギー	535 kcal
炭水化物量	75 g	炭水化物量	50 g

炭水化物量を計算してみよう！

外食2・インスタント食品

明太子スパゲティ		ナポリタン（大盛り）	
重さ	1/2 皿	重さ	1/2 皿
エネルギー	132 kcal	エネルギー	159 kcal
GI 値		GI 値	

とろろそば		タンタンメン	
重さ	1/3 皿	重さ	1/3 皿
エネルギー	134 kcal	エネルギー	150 kcal
GI 値		GI 値	

カップヌードル		焼きそば	
重さ	1/5 皿	重さ	2/5 皿
エネルギー	165 kcal	エネルギー	145 kcal
GI 値		GI 値	

サッポロ一番醤油ラーメン		チキンラーメン	
重さ	1/3 皿	重さ	1/3 皿
エネルギー	148 kcal	エネルギー	140 kcal
GI 値		GI 値	

炭水化物 20g 交換表

外食2・インスタント食品の参考炭水化物量

明太子スパゲティ		ナポリタン（大盛り）	
エネルギー	637 kcal	エネルギー	859 kcal
炭水化物量	97 g	炭水化物量	108.8 g

とろろそば		タンタンメン	
エネルギー	364 kcal	エネルギー	392 kcal
炭水化物量	54.1 g	炭水化物量	53.2 g

カップヌードル		焼きそば	
エネルギー	364 kcal	エネルギー	567 kcal
炭水化物量	44.9 g	炭水化物量	78.1 g

サッポロ一番醤油ラーメン		チキンラーメン	
エネルギー	459 kcal	エネルギー	379 kcal
炭水化物量	62.3 g	炭水化物量	54 g

食品カードを使った献立の作り方
色々な献立を作ってみよう

　実際に献立を作り、炭水化物量を知ることは難しいです。ここでは、食品カードを使って、献立の炭水化物量を簡単に知る方法を紹介します。

食品カードの使い方

1) 食品カードを切り離し、折り目にあわせて折り曲げます。表面が食品の絵または写真、裏面が炭水化物量になります。表と裏をのりで貼り合わせましょう（繰り返し使うのなら厚紙を挟んで貼り合わせるとよいです）。
2) ランチョンマットの上に主食、おかず（主菜1品と副菜2品）のカードを乗せます（こちらも厚紙の上にランチョンマットの絵を貼ると繰り返し使えます）。
3) 裏面の炭水化物量を合計して、並べた献立カードで炭水化物量を知りましょう。
4) カードを色々入れ替えて、色々な献立を作ってみましょう。
5) 自分がいつも食べている主食やおかずの炭水化物量を調べ、マイカードを作って利用してみましょう。
6) 私たちはラミネート加工したカードとランチョンマットを指導に使っています。ラミネート加工できる方は、カードとランチョンマットをラミネートすると、より使いやすいです

食品カードを使った献立の作り方

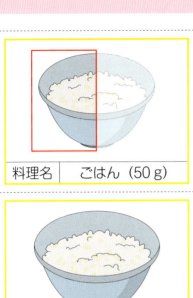 料理名　ごはん（50 g）	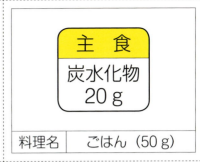 主食　炭水化物 20 g 料理名　ごはん（50 g）
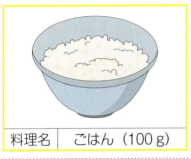 料理名　ごはん（100 g）	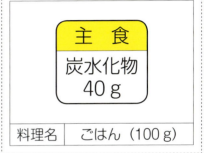 主食　炭水化物 40 g 料理名　ごはん（100 g）
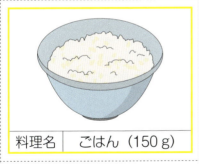 料理名　ごはん（150 g）	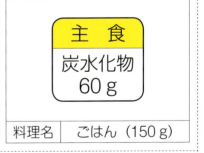 主食　炭水化物 60 g 料理名　ごはん（150 g）
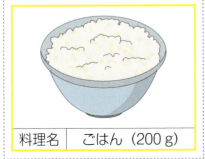 料理名　ごはん（200 g）	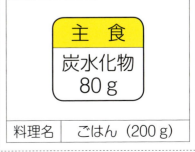 主食　炭水化物 80 g 料理名　ごはん（200 g）

食品カードを使った献立の作り方

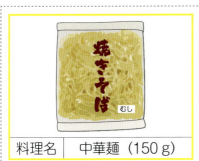

料理名	中華麺（150 g）

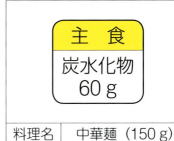

主　食
炭水化物
60 g

料理名	中華麺（150 g）

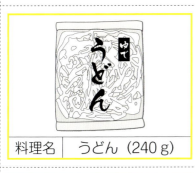

料理名	うどん（240 g）

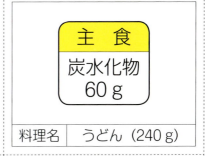

主　食
炭水化物
60 g

料理名	うどん（240 g）

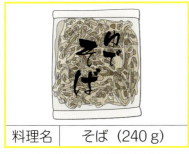

料理名	そば（240 g）

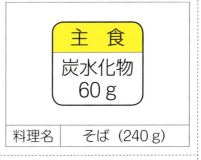

主　食
炭水化物
60 g

料理名	そば（240 g）

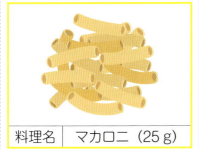

料理名	マカロニ（25 g）

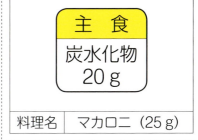

主　食
炭水化物
20 g

料理名	マカロニ（25 g）

食品カードを使った献立の作り方

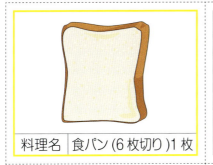

| 料理名 | 食パン（6枚切り）1枚 |

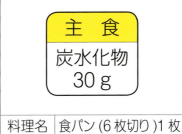

主　食
炭水化物
30 g

| 料理名 | 食パン（6枚切り）1枚 |

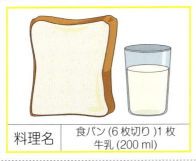

| 料理名 | 食パン（6枚切り）1枚
牛乳(200 ml) |

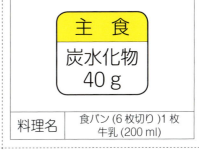

主　食
炭水化物
40 g

| 料理名 | 食パン（6枚切り）1枚
牛乳(200 ml) |

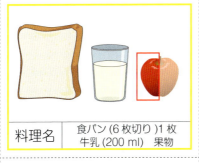

| 料理名 | 食パン（6枚切り）1枚
牛乳(200 ml)　果物 |

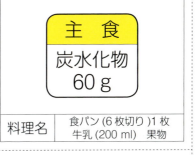

主　食
炭水化物
60 g

| 料理名 | 食パン（6枚切り）1枚
牛乳(200 ml)　果物 |

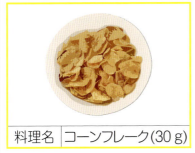

| 料理名 | コーンフレーク(30 g) |

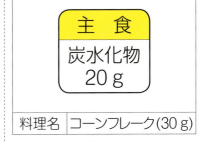

主　食
炭水化物
20 g

| 料理名 | コーンフレーク(30 g) |

食品カードを使った献立の作り方

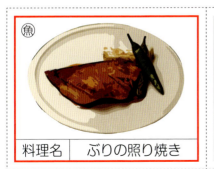

料理名	ぶりの照り焼き

主　菜
炭水化物
5 g

料理名	ぶりの照り焼き

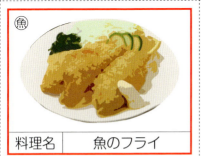

料理名	魚のフライ

主　菜
炭水化物
15 g

料理名	魚のフライ

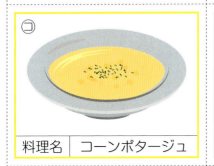

料理名	コーンポタージュ

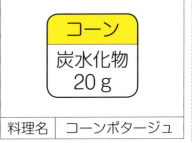

コーン
炭水化物
20 g

料理名	コーンポタージュ

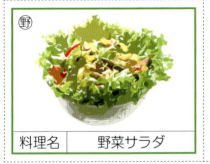

料理名	野菜サラダ

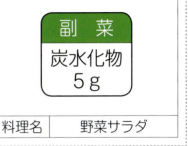

副　菜
炭水化物
5 g

料理名	野菜サラダ

食品カードを使った献立の作り方

肉 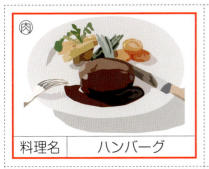 料理名　ハンバーグ	主　菜 炭水化物 15g 料理名　ハンバーグ
肉 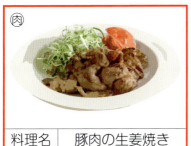 料理名　豚肉の生姜焼き	主　菜 炭水化物 5g 料理名　豚肉の生姜焼き
野 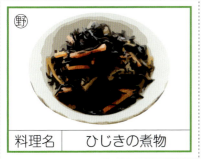 料理名　ひじきの煮物	副　菜 炭水化物 15g 料理名　ひじきの煮物
野 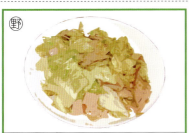 料理名　ハムキャベツ炒め	副　菜 炭水化物 5g 料理名　ハムキャベツ炒め

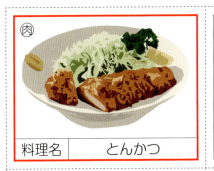

(肉)

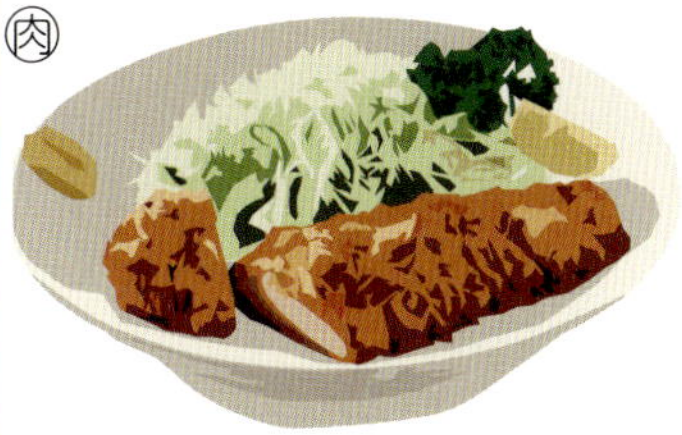

料理名　とんかつ

主　菜

炭水化物
15 g

料理名　とんかつ

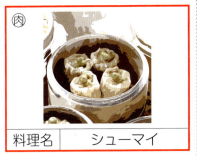

(肉)

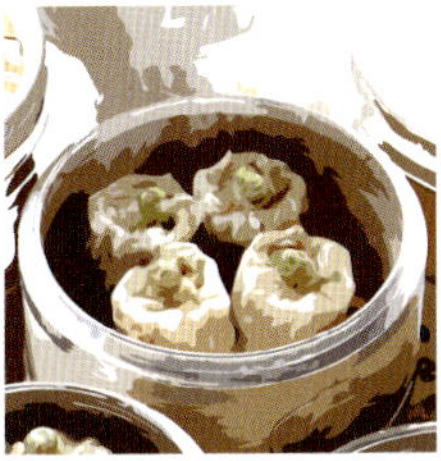

料理名　シューマイ

主　菜

炭水化物
15 g

料理名　シューマイ

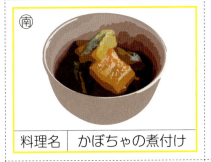

(南)

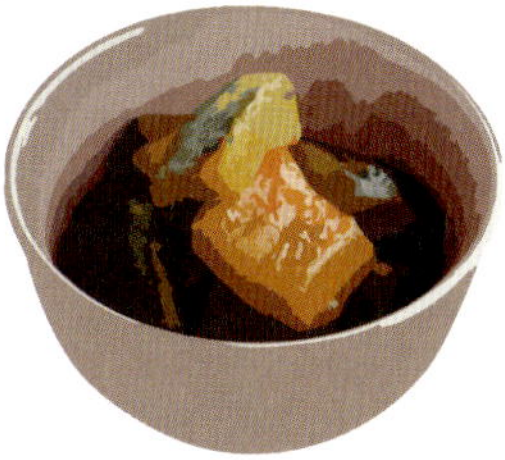

料理名　かぼちゃの煮付け

かぼちゃ

炭水化物
20 g

料理名　かぼちゃの煮付け

(野)

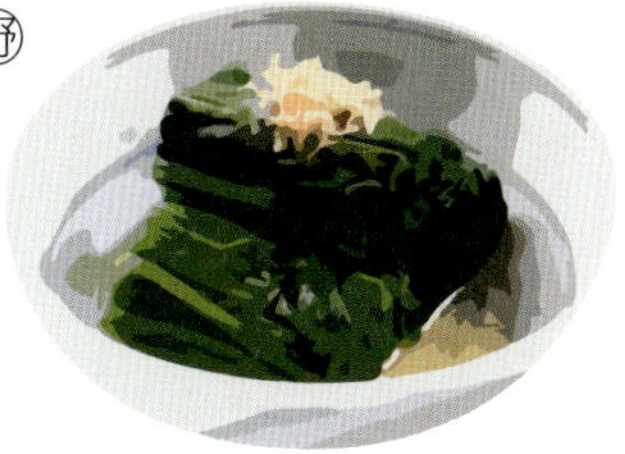

料理名　お浸し

副　菜

炭水化物
5 g

料理名　お浸し

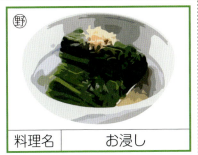

食品カードを使った献立の作り方

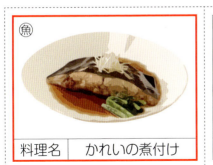
料理名　かれいの煮付け

主　菜
炭水化物
10 g
料理名　かれいの煮付け

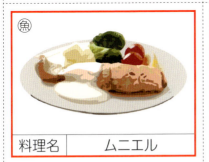
料理名　ムニエル

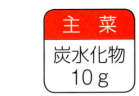
主　菜
炭水化物
10 g
料理名　ムニエル

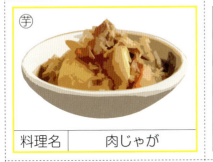
料理名　肉じゃが

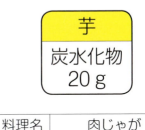
芋
炭水化物
20 g
料理名　肉じゃが

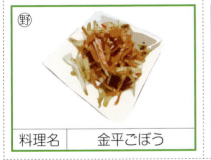
料理名　金平ごぼう

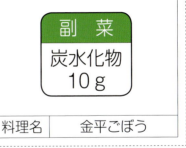
副　菜
炭水化物
10 g
料理名　金平ごぼう

食品カードを使った献立の作り方

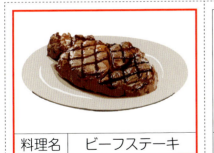

料理名	ビーフステーキ

主　菜
炭水化物 0 g

料理名	ビーフステーキ

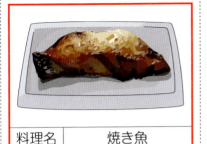

料理名	焼き魚

主　菜
炭水化物 0 g

料理名	焼き魚

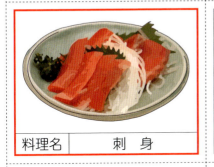

料理名	刺　身

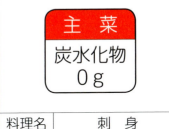

主　菜
炭水化物 0 g

料理名	刺　身

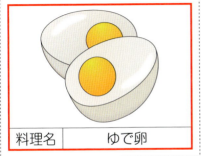

料理名	ゆで卵

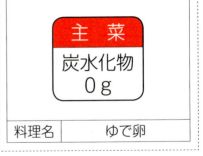

主　菜
炭水化物 0 g

料理名	ゆで卵

食品カードを使った献立の作り方

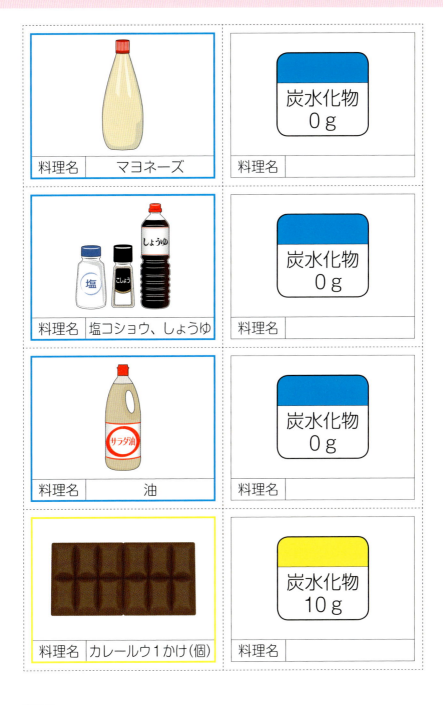

食品カードを使った献立の作り方

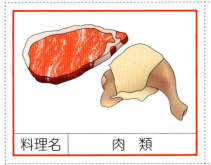

料理名	肉 類

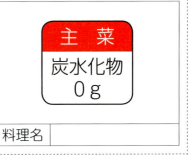

主　菜
炭水化物
0 g

料理名	

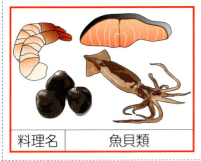

料理名	魚貝類

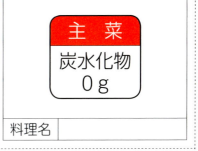

主　菜
炭水化物
0 g

料理名	

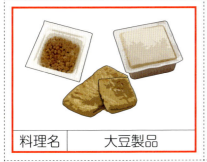

料理名	大豆製品

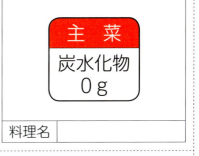

主　菜
炭水化物
0 g

料理名	

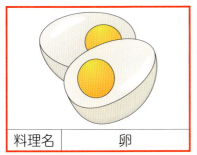

料理名	卵

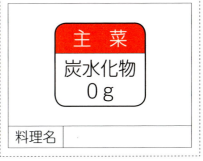

主　菜
炭水化物
0 g

料理名	

食品カードを使った献立の作り方

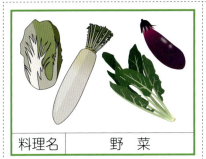

| 料理名 | 野　菜 |

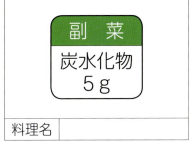

副　菜
炭水化物
5g

料理名

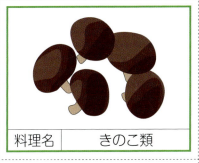

| 料理名 | きのこ類 |

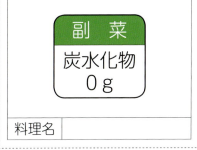

副　菜
炭水化物
0g

料理名

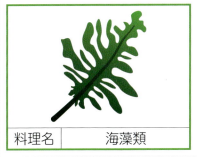

| 料理名 | 海藻類 |

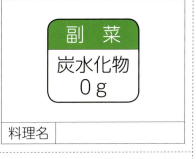

副　菜
炭水化物
0g

料理名

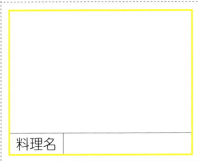

料理名

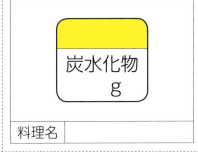

炭水化物
g

料理名

食品カードを使った献立の作り方

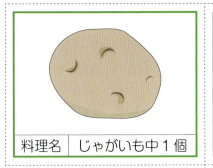

料理名	じゃがいも中1個

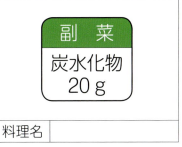

料理名	

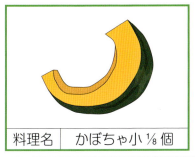

料理名	かぼちゃ小1/8個

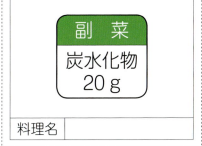

料理名	

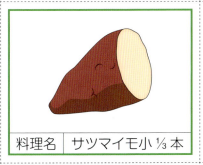

料理名	サツマイモ小1/3本

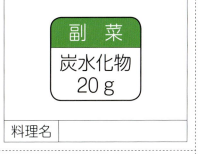

料理名	

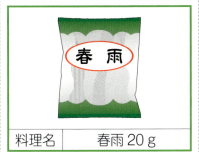

料理名	春雨20g

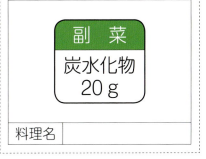

料理名	

食品カードを使った献立の作り方

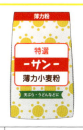

料理名	小麦粉

小麦粉
炭水化物 10g

ムニエル、から揚げ
天ぷら（かき揚げは15g）

料理名	

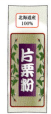

料理名	片栗粉

片栗粉
炭水化物 10g

から揚げ、とろみ

料理名	

大

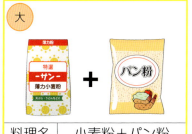

料理名	小麦粉＋パン粉

大

小麦粉＋パン粉
炭水化物 15g

フライ、とんかつ

料理名	

少

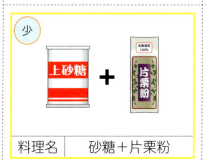

料理名	砂糖＋片栗粉

少

砂糖＋片栗粉
炭水化物 10g

甘いあんかけ

料理名	

食品カードを使った献立の作り方

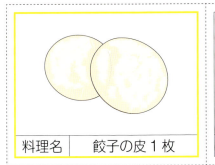
料理名　餃子の皮1枚

餃子の皮
炭水化物
5g
料理名

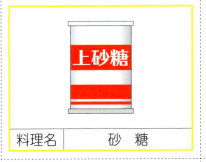
料理名　砂糖

砂　糖
炭水化物
5g
味付け
料理名

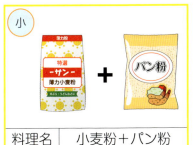
小
料理名　小麦粉＋パン粉

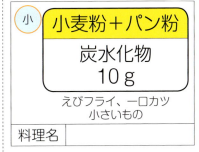
小
小麦粉＋パン粉
炭水化物
10g
えびフライ、一口カツ
小さいもの
料理名

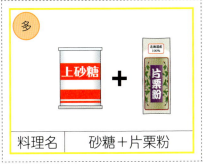
多
料理名　砂糖＋片栗粉

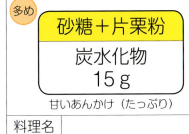
多め
砂糖＋片栗粉
炭水化物
15g
甘いあんかけ（たっぷり）
料理名

食品カードを使った献立の作り方

自分でマイカードを作ってみましょう

料理名	炭水化物 g 料理名
料理名	炭水化物 g 料理名
料理名	炭水化物 g 料理名
料理名	炭水化物 g 料理名

食品カードを使った献立の作り方

自分でマイカードを作ってみましょう

料理名	炭水化物 g / 料理名
料理名	炭水化物 g / 料理名
料理名	炭水化物 g / 料理名
料理名	炭水化物 g / 料理名

食品カードを使った献立の作り方

自分でマイカードを作ってみましょう

料理名	料理名 炭水化物 g
料理名	料理名 炭水化物 g
料理名	料理名 炭水化物 g
料理名	料理名 炭水化物 g

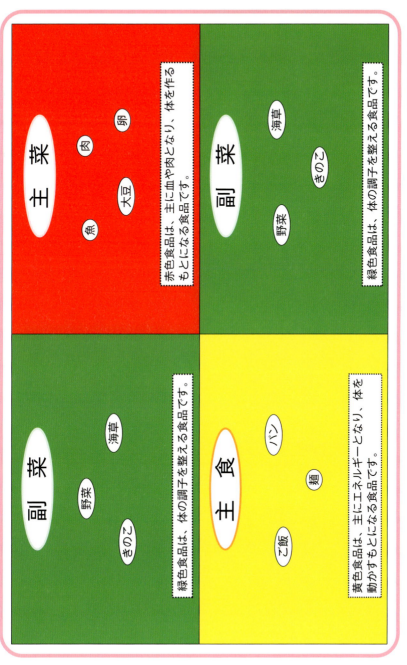

間食のコーナー
カーボ君と学ぶ「間食編」

1．間食の糖類

間食で注意が必要なものは、砂糖などの二糖類です。

二糖類はご飯と比べると容易に分解、吸収されるため血糖が急激に上昇します。

炭水化物20ｇ交換表を使い、いつもの間食量を確認してみましょう。

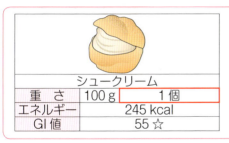

シュークリーム		
重　さ	100ｇ	1個
エネルギー		245 kcal
GI値		55 ☆

炭水化物量 20ｇに相当するシュークリームの量は約1個です。

ただし、エネルギー量は245 kcal です。

2．間食のカロリー

表の通り同じ炭水化物量でもカロリーが違うことがわかります。

お菓子などの食品の袋には、栄養成分が表示されていますので参考にして下さい。

炭水化物 20ｇ量の比較

食　品	エネルギー量（kcal）
ご飯	80 kcal
ロールケーキ1個	252 kcal
キャラメル5粒	105 kcal

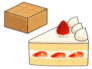

> **Point**
> 炭水化物量だけではなくカロリーにも注意しましょう！

間食のコーナー

栄養相談室より

 ：カーボ君は間食をしますか？

 ：甘いものは大好きだけど間食はしていません。

 ：おせんべい、ケーキ、大福、アイスクリーム、菓子パンなどは全く食べませんか？

 ：食べるけれど、その時は昼食をケーキに変えたりしています。

 ：なるほど。食事の代わりに甘いものを食べるのですね。

 ：食事として摂るならいいと思っていたのですが…

 ：食事はご飯、パン、麺の体のエネルギー源になるもの、肉、魚、卵、大豆製品の体の血や肉になるもの、野菜、海草、きのこのように体の調子を整えるものがあります。これらをバランス良く食べることが大切です。

 ：ケーキは食事の代わりにはならないのですね。

 ：その通りです。どうしても食べたい時は食事直後にする、または頻回インスリン注射療法の方は間食の炭水化物量に見合ったインスリンを打ちましょう。ただし、カロリーが多くなった分太りやすくなることは注意します。

 ：わかりました。

炭水化物量だけあわせれば良いわけではないのですね。

間食のコーナー

栄養相談室より・2

：間食をするなら洋菓子より和菓子を選んだ方が良いのですか？

：下の図に示すように「炭水化物20g交換表」で見ると大福は1/2個、ロールケーキは1個になります。

：それならロールケーキの方がたくさんたん食べられるのですか？

：ロールケーキなどの洋菓子には脂質が多く含まれるためカロリーが多くなり体重の増加につながります。また、大福のような和菓子には脂質が少ない分、血糖値が急に上がります。血糖コントロールのことを考えるなら、間食の種類に関係なく避けたほうがよいですが、楽しみとしては炭水化物量とカロリーの両方を考えてとりましょう。

：わかりました。

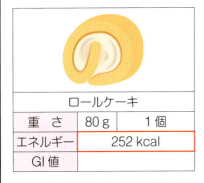

ロールケーキ	
重さ	80g	1個
エネルギー	252 kcal	
GI値		

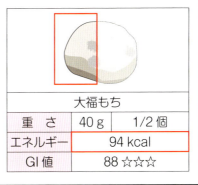

大福もち	
重さ	40g	1/2個
エネルギー	94 kcal	
GI値	88 ☆☆☆	

間食のコーナー

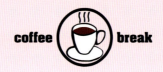

　希少糖とは自然界に存在する少ない単糖類です。50種類を超える希少糖にはカロリーゼロのエリスリトール、虫歯予防効果を持つキシリトールなどがあり、甘味料として既にさまざまな食品に利用されています。
　希少糖は食後血糖上昇の抑制、動脈硬化予防など数々の作用が報告されており、新たな機能性食品として注目されています。

間食のコーナー

間 食

	カステラ				どらやき	
重 さ	30 g	2/3 切れ		重 さ	30 g	1/3 個
エネルギー	95 kcal			エネルギー	85 kcal	
GI 値	69 ☆☆			GI 値		
	大福もち				かりんとう	
重 さ	40 g	1/2 個		重 さ	25 g	中3本程
エネルギー	94 kcal			エネルギー	110 kcal	
GI 値	88 ☆☆☆			GI 値		
	練りようかん				せんべい	
重 さ	25 g	1/2 切れ		重 さ	25 g	2枚
エネルギー	74 kcal			エネルギー	95 kcal	
GI 値				GI 値		
	ショートケーキ				シュークリーム	
重 さ	120 g	2/3 個		重 さ	100 g	1個
エネルギー	297 kcal			エネルギー	245 kcal	
GI 値	82 ☆☆☆			GI 値	55 ☆	

炭水化物 20g 交換表

間食

	ワッフル			パウンドケーキ	
重さ	45 g	1個	重さ	40 g	1切れ
エネルギー	208 kcal		エネルギー	182 kcal	
GI値			GI値		

	みたらし団子		プリン	
重さ	3/4本(餅3玉程)	重さ	1.2個	
エネルギー	88 kcal	エネルギー	249 kcal	
GI値		GI値		

	ロールケーキ			ミルクキャラメル	
重さ	80 g	1個	重さ	5粒	
エネルギー	252 kcal		エネルギー	105 kcal	
GI値			GI値		

	のどあめ		カロリーメイト	
重さ	4粒	重さ	2本	
エネルギー	76 kcal	エネルギー	200 kcal	
GI値		GI値		

間食のコーナー

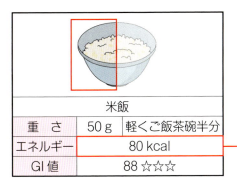

米飯		
重　さ	50 g	軽くご飯茶碗半分
エネルギー	80 kcal	
GI 値	88 ☆☆☆	

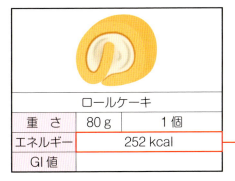

ロールケーキ		
重　さ	80 g	1 個
エネルギー	252 kcal	
GI 値		

炭水化物は同じでも、カロリーに差があることを意識しましょう。

1型糖尿病のカーボカウント

　ここでは1型、2型含めて、頻回インスリン療法を行っている方についてお話しします。頻回インスリン療法では、食事前に速効型または超速効型インスリンを打っています。

：頻回インスリン療法で大切なことは何ですか？

：一番大切なことは、必要な時に必要なだけのインスリンを投与することです。つまり、食事の血糖上昇の波とインスリンの血糖低下の波が一致していることです。

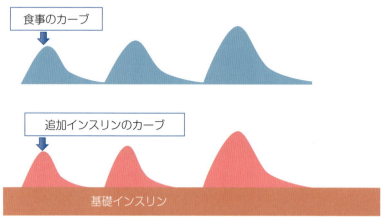

頻回インスリン投与療法

1型糖尿病のカーボカウント

：具体的なカーボカウントとインスリン療法を教えて下さい。

：具体的手順としては、1）カーボ/インスリン比を知る（またはインスリン/カーボ比）、2）インスリン効果値を知る、3）炭水化物量を推測する、4）目標血糖値を決める、5）1〜4を利用してインスリン量を決定する、の手順になります。以下1つずつ説明します。

：カーボ/インスリン比はどうやって知るのですか？

：カーボ/インスリン比は「1単位のインスリンが、何グラムの炭水化物を代謝できるのか」の指標です。成人では炭水化物約 **10 g** に対して1単位必要なことが多いのですが、個人差が大きいので、また時間帯によっても異なるので自分のカーボ/インスリン比を確かめておく必要があります。**10 g** の炭水化物（炭水化物 **20 g** 交換表の絵図の半分量）に対して何単位のインスリンが必要なのかを示すインスリン/カーボ比も同じ考えです。

　食前血糖が 80〜120 mg/dl の時に食事の炭水化物量と打ったインスリン量、食後の血糖値を記録して、おおよその自分のカーボ/インスリン比を知ります（下表）。カーボ/インスリン比は食

日	食事/時間	食前血糖	炭水化物量	インスリン量	食後血糖	C/I	備考（食事内容、活動量、ストレス）
4	朝	94	60	10	108	6	
4	昼	104	80	8	78	10	食後運動した

1型糖尿病のカーボカウント

事時間や体調によっても違うので、まずはおおよそで見当をつけましょう。

実際には 表 のような記録を行い、自分のカーボ/インスリン比を求めます。初めのうちは、補正インスリンを必要としない食前70〜120 mg/dl の血糖の時に記録を行うと良いと思います。

：インスリン効果値とは何ですか？

：食前血糖が高い場合に修正するためのインスリンのことで、インスリン1単位で血糖を約 **50 mg/dl** 下げる場合が多いです。これも、時間帯や個人によって違うので、自分のインスリン効果値を確かめていきましょう。注射するインスリン量は食前の血糖を下げるためのインスリン（インスリン効果値から計算）＋これから食べる炭水化物に必要なインスリン（カーボ/インスリン比から計算）です。

初めはカーボ/インスリン比 10、効果値 50 からスタートして自分のカーボ/インスリン比、効果値を知りましょう。
自分のカーボ/インスリン比は朝＿＿g　昼＿＿g　夕＿＿g
自分の効果値は朝＿＿昼＿＿夕＿＿

注）通常、朝はインスリンが効きづらく、インスリン量が食事のわりに多く必要です。

具体的な手順

```
┌─────────────────────────────┐
│ SMBGをする（現在の血糖値）   │
│ 炭水化物量を見積もる         │
└─────────────────────────────┘
```

現在の血糖を下げるために必要なインスリン量
→インスリン効果値「インスリン1単位が、どのくらい血糖を下げるか」より計算

これから食べるものに必要なインスリン量
→カーボ/インスリン比「1単位のインスリンが、何グラムの炭水化物を代謝するか」より計算

必要追加インスリン量

炭水化物	50 gの菓子を食べる
現在の血糖	280 mg/dl
目標血糖	130 mg/dl
インスリン効果値	50
カーボ/インスリン比	10

血糖補正に必要なインスリン量	食事に対するインスリン量
(280−130)÷50＝3単位	50÷10＝5単位

必要インスリン量＝3＋5＝8

1型糖尿病のカーボカウント

　カーボカウントが面倒な方は、通常打っている食前インスリン量はほぼ一定にして、炭水化物量も炭水化物交換表を使って、ほぼ一定にする基礎カーボカウントが、自由度は低いですがより簡単です。また、通常摂取している炭水化物量を栄養士さんとあらかじめ計算し、指示されているインスリン量を基準にして、おおよそのカーボ/インスリン比を求め、そこから、いつもより炭水化物量が増えた場合はインスリン量もあわせて基準より増やす、逆に炭水化物量が少ない場合はインスリン量も減らすという方法も簡便です。前のＰ69～を参考にして、炭水化物 **20 g** 交換表を利用しおおまかな炭水化物量を把握してみましょう。

：カーボカウントで注意することは何でしょう？

：カーボカウント上達のポイントは以下の通りとなります。
1) カーボ/インスリン比とインスリン効果値は人によって違う。
2) 同じ人でも時間帯、運動量、ストレス、生理前後でカーボ/インスリン比は異なる。
3) 食品のカーボ量をある程度正しく読み取れる。
4) バランスの良い食事を心がける。

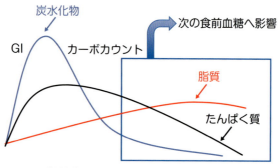

栄養素による血糖の上昇のイメージ

特に 4) のバランスの良い食事をすることは一番重要です。食後血糖を安定させようと肉だけ食べるなどはいけません。最初の章を、もう一度読んで下さいね。

＜炭水化物の見積もりの復習＞

1) 前段階
炭水化物の多いもの、少ないものを知る→P 8〜15

2) 食事の炭水化物量を知る
　(1) 主食の炭水化物量を見積もる→P 16〜32　イラストもよくおぼえましょう（特にご飯、麺、パン）
　(2) おかずのＣを見積もり→P 33〜46　ａ法またはｂ法を使用
1 食分の炭水化物量＝（1）＋（2）

3) 実際の食事献立で、一緒に計算してみましょう→P 52〜57

4) 間食の炭水化物量……P 111〜112　イラストをよくおぼえましょう。またよく食べるものの炭水化物量をおぼえましょう

5) 果物、アルコールと飲み物、外食……P 61〜68　イラストをよくおぼえましょう。またよく食べるものの炭水化物量をおぼえましょう

　これから食べる食品の炭水化物量＝イラストの図の何倍？
　でおおよその炭水化物量を把握しましょう。

2型糖尿病のカーボカウント
ここでは疾患に照らし合わせて勉強をしていきましょう

：糖尿病には色々なタイプがあるのですか？

：さまざまな病因によって起きる糖尿病には、大きく分けて1型糖尿病と2型糖尿病があります。ポイントを一緒に確認しましょう。

● 1型糖尿病、2型糖尿病の違いは何ですか？

> **1型糖尿病は**
>
> インスリン製造工場の膵臓のランゲルハンス島にあるβ細胞が壊れてしまってインスリン作用が期待できない状態です。具体的には肝臓・筋肉・脂肪でエネルギーを貯めたり利用ができなくなるので、インスリン注射が必要になります。
>
> **2型糖尿病は**
>
> 一般に広く知られる"糖尿病"はこのタイプです。遺伝的なインスリンの効きにくさや分泌不足に加えて肥満や運動不足、過食やストレスなどの私たちの抱える環境要因が加わって発症します。

2型糖尿病のカーボカウント

：僕の父は、今年の健康診断で血糖値が高いとわかり、糖尿病と診断されました。病院の先生から、まず減量するようにいわれたようです。祖父も糖尿病で内服治療をしていたので、きっと2型糖尿病だったのですね。

：そうですね。近年、世界一の長寿国といわれる日本の糖尿病有病者数はなんと720万人で、世界第10位[注1]です。どうやら日本人のライフスタイルの変化も関係しているようです。

：2型糖尿病にはどのような治療法があるのですか？

：治療には3つのポイント、①食事療法、②運動療法、③薬物療法があります。この3本の矢を射れば2型糖尿病も怖くありません。特に食事療法は、発症後のどの時点でも治療の根幹になります。食事は日々の楽しみでもありますから自分自身が主体的に行動することも病気とうまく付き合うポイントです。

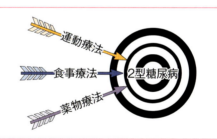

● 2型糖尿病の治療は？
"3本矢"
特に食事・運動の
弓を引くのは
あなた自身です。

[注1] IDF Diabetes Atlas による推計　20〜79歳（2013年）

2型糖尿病のカーボカウント

：2型糖尿病の治療には、毎日の運動や食事が大切なんですね。じゃあ、具体的にはどんな食生活がいいのかな？体重を増やさない、血糖値を上げない、バランスのとれた食事ってことかな。でも食事は楽しみたいし…。

：多様化する食生活の中で、糖尿病の食事療法の目的について、日本糖尿病学会では次のような提言をしていますよ。

● 2型糖尿病の食事療法は？

～日本糖尿病学会が提言する食事療法の目的①～

「総エネルギー摂取量の適正化によって肥満を解消し、インスリン作用からみた需要と供給のバランスを円滑にし、高血糖のみならず糖尿病の種々の病態を是正すること」

：何だか難しいけれど、要するに1日の総カロリーに注意すればいいということなのかな？

：その通りなのですが、加えて、三大栄養素の摂取率、「バランス」も考える必要があります。以前から糖尿病の栄養指導で使われている食品交換法を用いた栄養指導に基づいた上で、特に炭水化物の摂取については、次のようにいっています。

～日本糖尿病学会が提言する食事療法の目的②～

「炭水化物エネルギー比率50～60％（150 g/日以上）、タンパク質エネルギー比率15～20％、残りを脂質とする」

ただし、「糖尿病腎症などの合併症の有無や他の栄養素の摂取比率・総エネルギー摂取量との関係のなかで炭水化物の摂取比率を増減させることを考慮してもよい」

2型糖尿病のカーボカウント

：つまり、炭水化物量を増減して調整してもいいのかな？

：ただし、あくまでも総カロリーや他の栄養素との関係を考えた上でということを忘れずにね。この提言には肥満を是正するため極端な低炭水化物食が社会の関心を集めていることに、学会が注意を促した面もあるようです。実際に極端な炭水化物の制限が長期的でかつ安全な減量につながるという十分なエビデンス（実証）は現時点ではありません。

　ただし、炭水化物量に幅をもたせていますし、現在使われている『食品交換表第7版』には、新たに炭水化物推奨エネルギー比率50％、55％、60％の献立表が加えられていて、より現実的で食事の多様化に合わせています。

：糖尿病の合併症によっては、低炭水化物食に向かない人もいるのですか？

：低炭水化物になれば、それにかわってタンパク質や脂質が増えてしまうと考えられますね。そうなると、腎機能障害がある人では腎臓保護のためのたんぱく質制限が難しくなったり、脂質異常症が悪くなるなどの影響もでます。また、炭水化物の制限で、それまで使っていたインスリンや内服薬の量があわなくなったり、思わぬ低血糖を起こしたり…なども起こりえます。あくまでも、2型糖尿病の治療の「一矢」としての食事療法ですので主治医や栄養士さんと足並みをそろえましょう。

カーボカウントの実際

：ではカーボカウントを始めてみましょう。

まずは自分に必要なカロリーを知ることから始めましょう。

一般的に栄養相談で行われる流れをもとに、実際に見てみましょう。

> **1）まずは従来通りに適正なエネルギー摂取量（カロリー）を決定します。**
>
> エネルギー摂取量＝標準体重×身体活動量
> ※標準体重(kg)＝身長(m)×身長(m)×22
> ※身体活動量；軽労作；25〜30 kcal/kg（ここに該当することが多い）
> 　　　　　　　普通の労作(立ち仕事)；30〜35 kcal/kg
> 　　　　　　　重い労作；35〜kcal/kg

：たとえば、カーボ君は身長 160 cm なので…。

標準体重（kg）＝1.6(m)×1.6(m)×22＝56.3(kg)、肥満気味で主にデスクワークだから活動量として 28（kcal/kg）を掛けると約 1600 kcal が 1 日の必要なカロリーとなります。わからなければ、主治医に自分のカロリーを確認しましょう。

> **2）食生活の状況（食事回数、時間、嗜好、外食回数など）を確認します。**
>
> 過去に栄養指導をうけたことがある人では、従来の食品交換表を日々の血糖管理に活用できているかを確認します。

2型糖尿病のカーボカウント

：生活時間も多様化していても、毎日3食バランスのとれた食生活が理想的なのはもちろんです。とはいえ、1日1〜2食しかとらない例、深夜勤務や交代勤務、会食など日々の血糖の変動が大きくなる例が多く見られます。時には自由に食事をしたくても、いつもの投薬では明らかに血糖値が上がるだろうと予想されて躊躇することもあります。また、過去に何度も栄養指導を受けているのに、カロリーの調整だけでは血糖コントロールがうまくいかない例もあります。こんな方にカーボカウントはお勧めです。

3）おおまかに1食あたりの炭水化物量を設定します。

1日の指示エネルギーが1600 kcal/日とします。炭水化物エネルギー50％で設定した場合の炭水化物エネルギー量は1600×0.5＝800 kcalになります。炭水化物1gは4 kcalですから1日の炭水化物量は**800÷4＝200 g**です。3分割すると1食あたり約**70 g**の炭水化物となり、副食20 g分を引いた**50 g**が主食の炭水化物量です。

（※**20 g**交換表主食のイラストの2.5倍が1食あたりの理想的な主食量となります。）

：ぼくは、朝は食欲がないし、昼は外食です。

：たしかに3食を等分するのは難しいですね。たとえば、昼は外食の多いカーボ君なら、炭水化物の配分を朝**50 g**、昼**90 g**、夕**70 g**と理想的な1食**70 g**の炭水化物量をベースに総量**200 g**以内で朝と昼の炭水化物量を調整してもいいですよ。もし、血糖自己測定ができるなら、食後の血糖値を見て炭水化物の配分を変えてみるのもいいですよ。ただし、朝**50 g**なら次の朝も**50 g**と日差変動が起こりにくいよう各食事時間帯での炭水化物量は日々一定にしましょう。

2型糖尿病のカーボカウント

：糖尿病とわかった僕の父は、毎朝寝坊するので大抵 2 食です…。

：1 日あたりの炭水化物量を 3 食 3 分割するのか、2 食 2 分割するのかで食後の血糖値は大きく変動するので、基本的には 3 食摂取をおすすめします。ただ、どうしても 2 食なのであれば、先程の 1 日総量 200 g を 2 分割した 100 g よりも炭水化物量を少なめにし、特に主食はできるだけ一定にした方が血糖をコントロールしやすいようです。間に軽食をいれるなど工夫して、それぞれの食事時間の炭水化物量を日々一定にすることを目指しましょう。

：1 食あたりの炭水化物量はわかったぞ。次はどうしたらいいの？

：そろそろ大詰めですよ。治療と食事を結びつけるため、現在の糖尿病の治療の状況を確認しましょう。

> **4）投薬状況を確認します。**
> 　各食前にインスリン投与する強化インスリン療法中か、それ以外（食事単独、経口糖尿病薬、1 日 1〜2 回のインスリン療法、インクレチン製剤使用など）かを確認します。

：さて、薬の状況でカーボカウント利用のポイントは少し変わってきますよ。
　次の（A）（B）を見てください。

> **（A）　強化インスリン療法以外の方**
> 　（投薬なし or 経口薬のみ or 注射回数が少ない方）
> 　炭水化物の「交換」ができれば OK！（➡基礎カーボカウント）

2型糖尿病のカーボカウント

：まずは主食を一定にするように、**20g**交換表を活用しながら炭水化物の「交換」をしましょう。日常的によく摂取する主食について米飯➡うどん、米飯➡パンなど具体的な交換を栄養士さんと一緒に設定しましょう。

：実際の食事内容を書き出してみましたが参考になりますか？

：記録を見ながら個別の柔軟な食事プランも組み立てられますよ。主食の交換はP29〜32を参照に行ってください。米飯1膳を食パン1.5枚にかえるなど、**20g**交換表を使ってこれから食べる炭水化物量を「見積もる」力をつけることを目指して学んでいきます。

：**ご飯1膳なら食べれるけど、食パン1.5枚は多く感じるな〜。**

：それなら炭水化物**50〜60g**の範囲ならばOKと摂取量に幅を持たせてもよいですよ。また、炭水化物量の少ないパンの時には、パン＋果物＋牛乳をセットにして米飯と交換し主食の炭水化物量を一定にするのも一案です。副食については脂質と蛋白の血糖上昇への影響についてがわかれば合格です。あわせてコーヒーブレイクのGI（P 129）も参照してください。副食にも炭水化物量の多いもの、少ないものがありますから、それらを上手に組み合わせられれば、もうカーボカウントの達人です。

（B）強化インスリン療法中の方

（1日3回食事の前に速効型あるいが超速効インスリン注射をしている方。持効型や中間型インスリン使用の有無は問わない）

炭水化物量を考慮してインスリン量を調整する（➡応用カーボカウント）

2型糖尿病のカーボカウント

：具体的な方法はP 114の1型糖尿病のカーボカウントを参照してください。目の前の食事の中の炭水化物量を推測し、はたしてインスリン何単位で代謝できるかを考えられれば第一ステップクリアです。

ただし、今回は主食だけでなく、副食の炭水化物量にも配慮して下さい。残念ながらそこまでは難しいという方は、摂取量や時間の自由度は減りますが、**(A)** の方と同じように「交換」に徹して下さい。

ところで、インスリン1単位あたりで代謝できる炭水化物量をカーボ/インスリン比といいます。これは人によって違うのでP 115を参照して自分カーボ/インスリン比を確認しましょう。

：うーん。でも食べる前の時点で血糖値が高かったり低かったりといまいちな値なら、食後の血糖値もそれなりになるんじゃないのかな？ スタートで失敗したらゴールも失敗ってことありますよね？

：そうですね。自分の目指す良いゴールの血糖値を達成するためにインスリンを増減して修正することが第二ステップです。これには、1単位のインスリンで血糖がどれだけ下がるか、インスリン効果値を知る必要があります。これも人により違うのでP 116を参照して自分のインスリン効果値を確認しましょう。スタートとゴールを設定し、1単位あたり血糖がいくら下がるかで必要なインスリンの補正量を考えましょう。

以上の2つのステップの足し引きで食事前に投与するインスリンの量が決まりましたよ。あとは失敗をおそれずに繰り返し取り組んでみましょう。

：よーし。まずはチャレンジしてみるぞ！

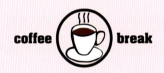

カーボカウントと GI（Glycemic Index）

　摂取した炭水化物の吸収されやすさの指標が GI で、脂質や食物繊維などが多い場合は胃内の排泄吸収に時間がかかり GI 低値となります。

　たとえば、ご飯を抜かしてケーキを食べたとします。仮に同じ炭水化物量でも脂質エネルギー比が異なるため、ケーキの GI はご飯より低いのですが、血糖上昇のタイミングが遅延してしまい、次の食事前に思わぬ高血糖となりえます。GI が低い食品は血糖上昇速度がゆるやかなだけで血糖上昇自体を低くするのではないことを忘れてはいけません。

　特にインスリン使用中は、インスリンの作用時間と血糖上昇のタイミングがずれで予想外の高血糖、低血糖の可能性があり、カーボカウントと GI 値を知ることで血糖変化を予測しやすくなります。また、今回改訂の食品交換表には低 GI となる食物繊維の多い商品に野菜マークが加わり、予測の参考となりそうです。

血糖予測マネージメント
Q&A

：血糖予測マネージメントとはどういうことですか？

：みなさんが食前にインスリンを打つ際に、『これから○○を食べるから、インスリンを増やそう』とか、『運動するからインスリンを減らそう』とか考えると思います。

その勘をもう少し理論だったものにするのがこの血糖予測マネージメントなのです。

食後血糖や次回の食前血糖に影響する要因には、今測った食前血糖、これから摂る食事と活動量、ストレス・女性であればホルモン周期による生理などの要因、そしてこれから打つインスリンの量があげられます。

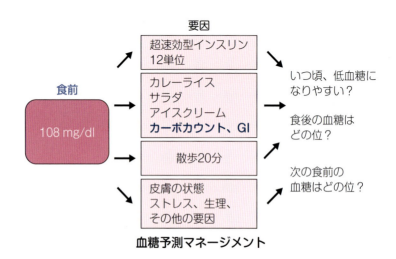

血糖予測マネージメント

血糖予測マネージメント

　実際の方法ですが、まずは血糖自己測定値と行動を記録して振り返っていく中で自分の血糖のパターンをおおまかにつかみます（日内変動、季節変動など）。次に食事に際してインスリンを打つ前に次の血糖値の予測をし、実際に血糖測定を行って確認します。インスリン量を変えるなどの行動が変化することで、より良い血糖コントロールへと繋げます。

　ここで注意しなければならないのは、カーボカウントは血糖を決める要因の1つであって、それだけで血糖が決まる訳ではないということです。血糖に影響する要因はたくさんあるのですから、カーボカウントに細かくとらわれすぎない、振り回されすぎないことが大切です。

Point

いわゆる『勘』による
インスリン調整　　　　『根拠と勘』による
　　　　　　　　　　　　　　　　　インスリン調整

「炭水化物 20 g 交換表」活用
達人への三箇条

① 炭水化物 20 g の食品の目安（大きさ・重さ）を知り、イメージ化しよう。
② 炭水化物量が同じでもカロリーは異なることを知ろう。
③ 炭水化物量だけでなく全体のバランスも忘れずに！

　この本で紹介した炭水化物 20 g 交換表はカーボカウント導入の 1 つのツールです。食の嗜好は人それぞれ。毎日の食事の楽しみを感じつつ、炭水化物 20 g 交換表をお供に、食事の炭水化物量を把握しながら、充実した食習慣をつくっていきましょう！

誰でもかんたんカーボカウント　　Ⓒ

| 発　　行 | 2017年1月10日　　1版1刷 |

編著者　小　野　百　合

発行者　株式会社　中外医学社
　　　　代表取締役　青　木　　滋

〒162-0805　東京都新宿区矢来町62
電　　話　03-3268-2701(代)
振替口座　00190-1-98814番

印刷・製本/三報社印刷（株）　　〈MS・SH〉
ISBN 978-4-498-12372-4　　　Printed in Japan

JCOPY ＜(社)出版者著作権管理機構 委託出版物＞

本書の無断複写は著作権法上での例外を除き禁じられています．
複写される場合は，そのつど事前に，(社)出版者著作権管理機構
(電話 03-3513-6969, FAX 03-3513-6979, e-mail: info@jcopy.
or.jp) の許諾を得てください．